내 몸과 마음을 지키는
성교육 수업

십 대 소녀들을 위한 생리와 성 이야기

그레이트 BOOKS

※ 이 책에 실린 우리나라 정보는 독자의 이해를 돕기 위해 덧붙인 내용입니다.

내 몸과 마음을 지키는
성교육 수업

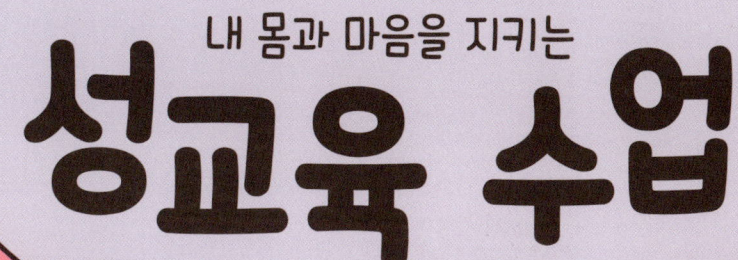

십 대 소녀들을 위한 생리와 성 이야기

엔미 사키코 글
아베 나오미 · 이카리 유코 그림
허영은 옮김   정선화 감수

사춘기가 왔어요

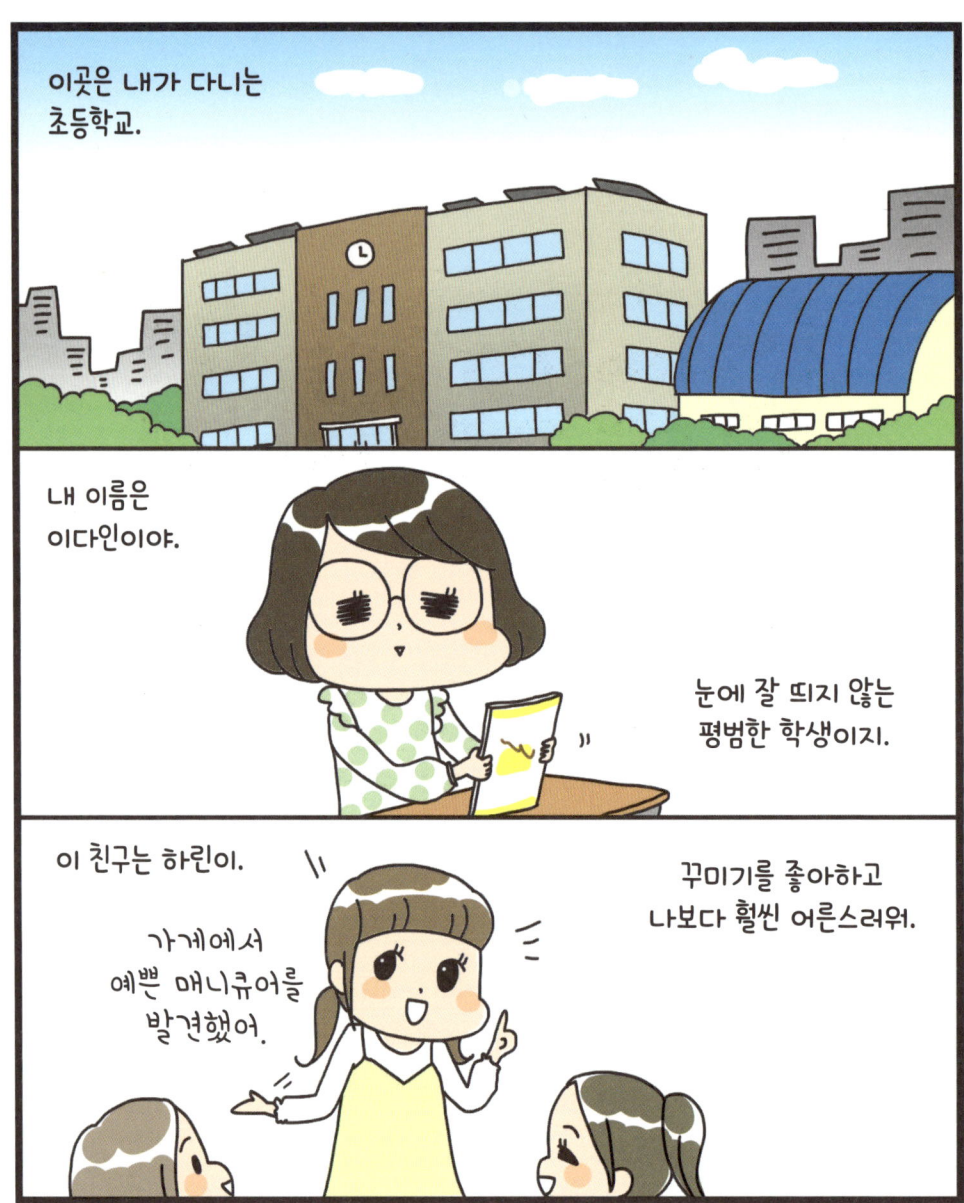

스포츠를 좋아하는 여자아이는 지우. 나와 친한 친구야.

특히 수영을 잘해.

나랑 운동할 사람!

쉬는 시간에도 공부하는 친구는 로아.

전교 1등을 놓치지 않는 우등생이야.

민형이는 동물을 좋아하는 친구야. 햄스터를 제일 좋아해!

조금 소심하지만 상냥해.

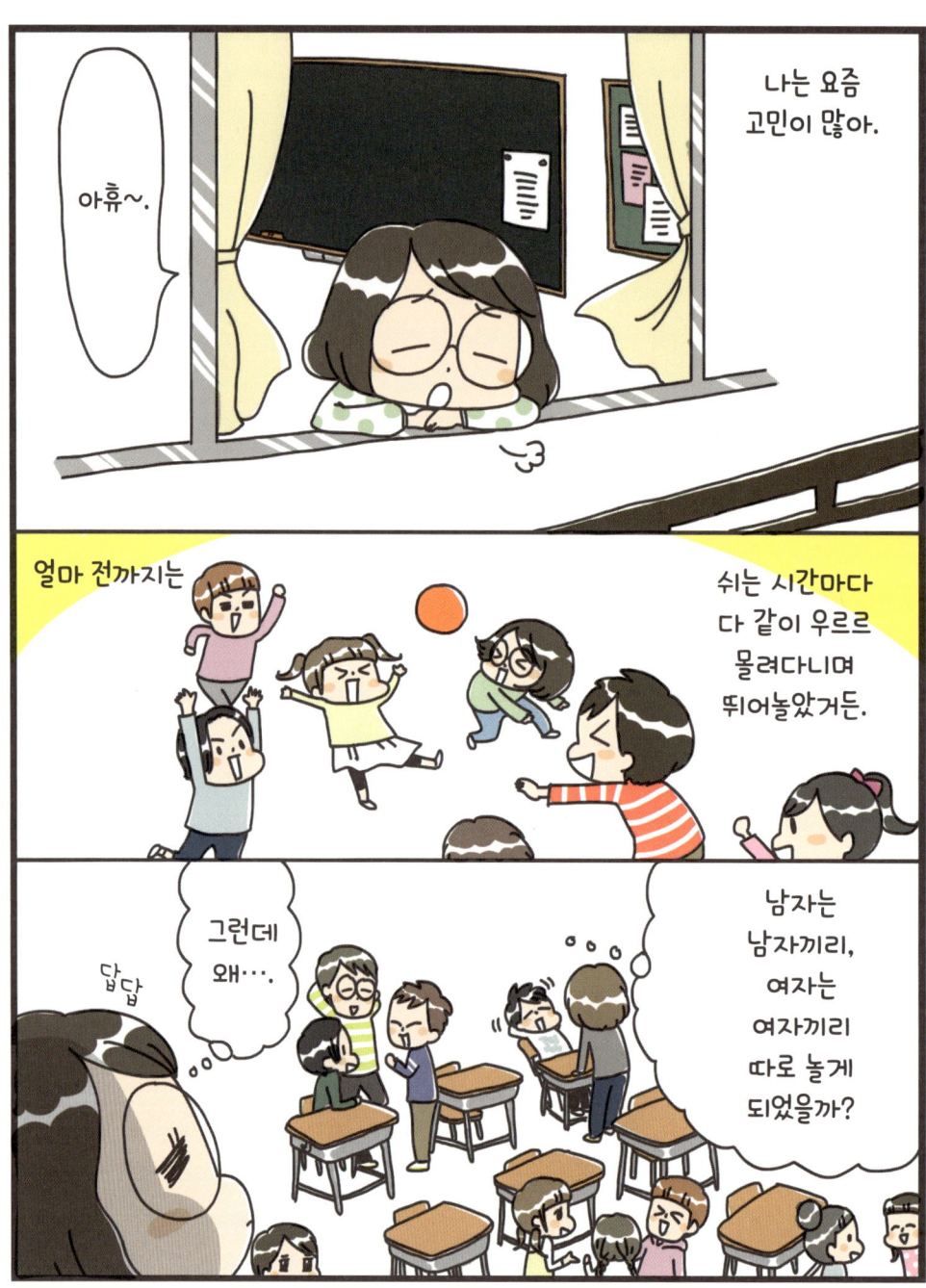

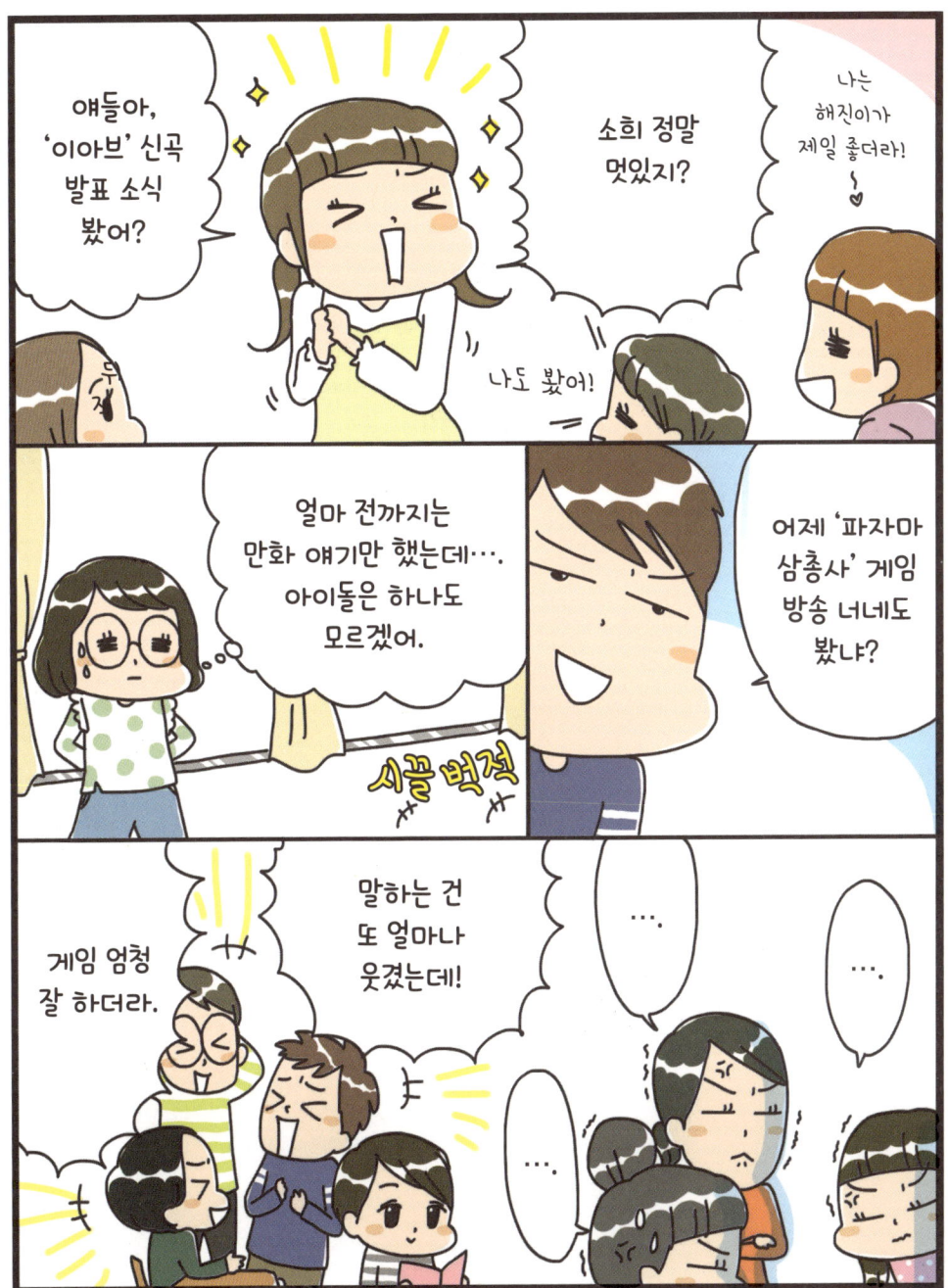

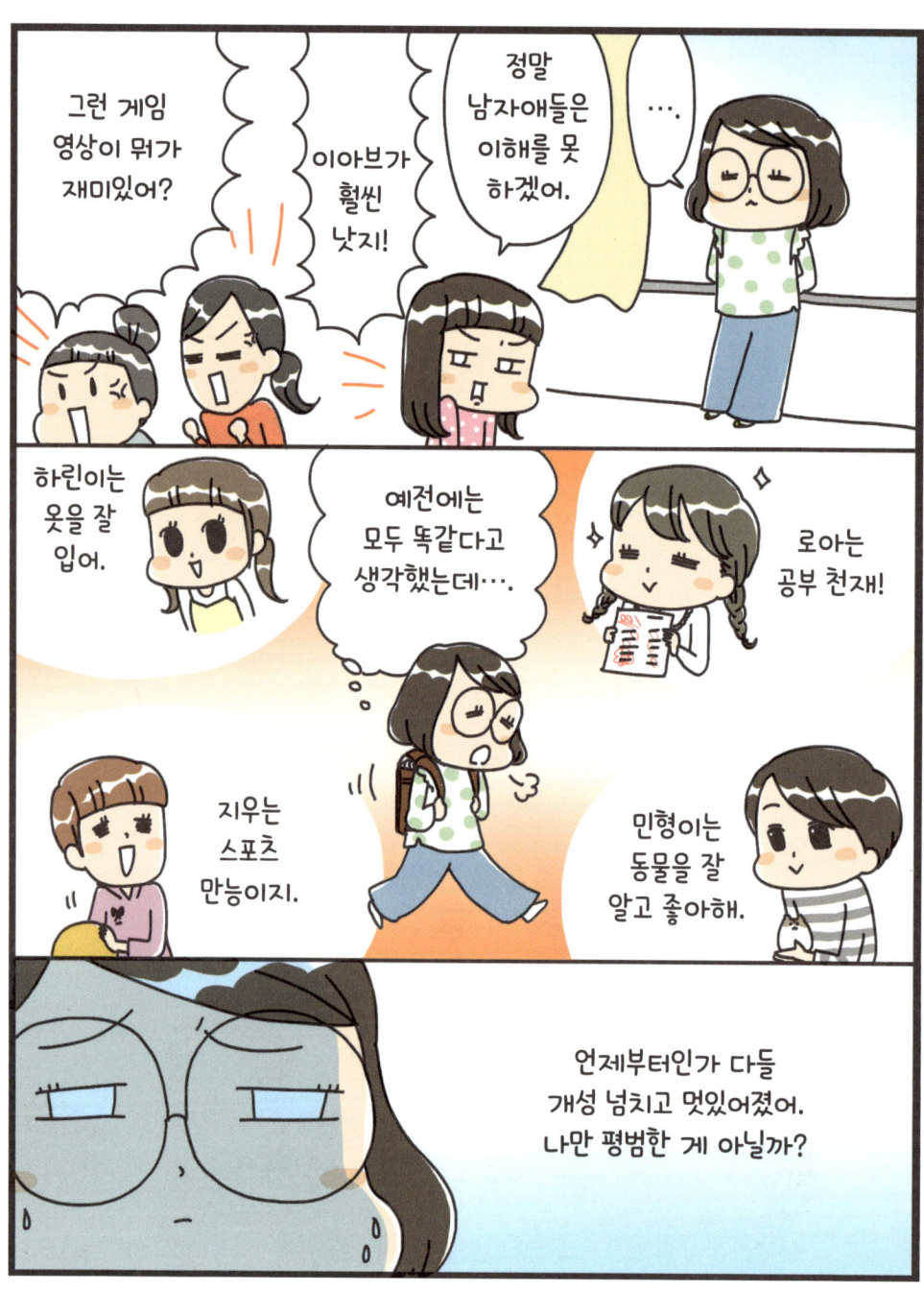

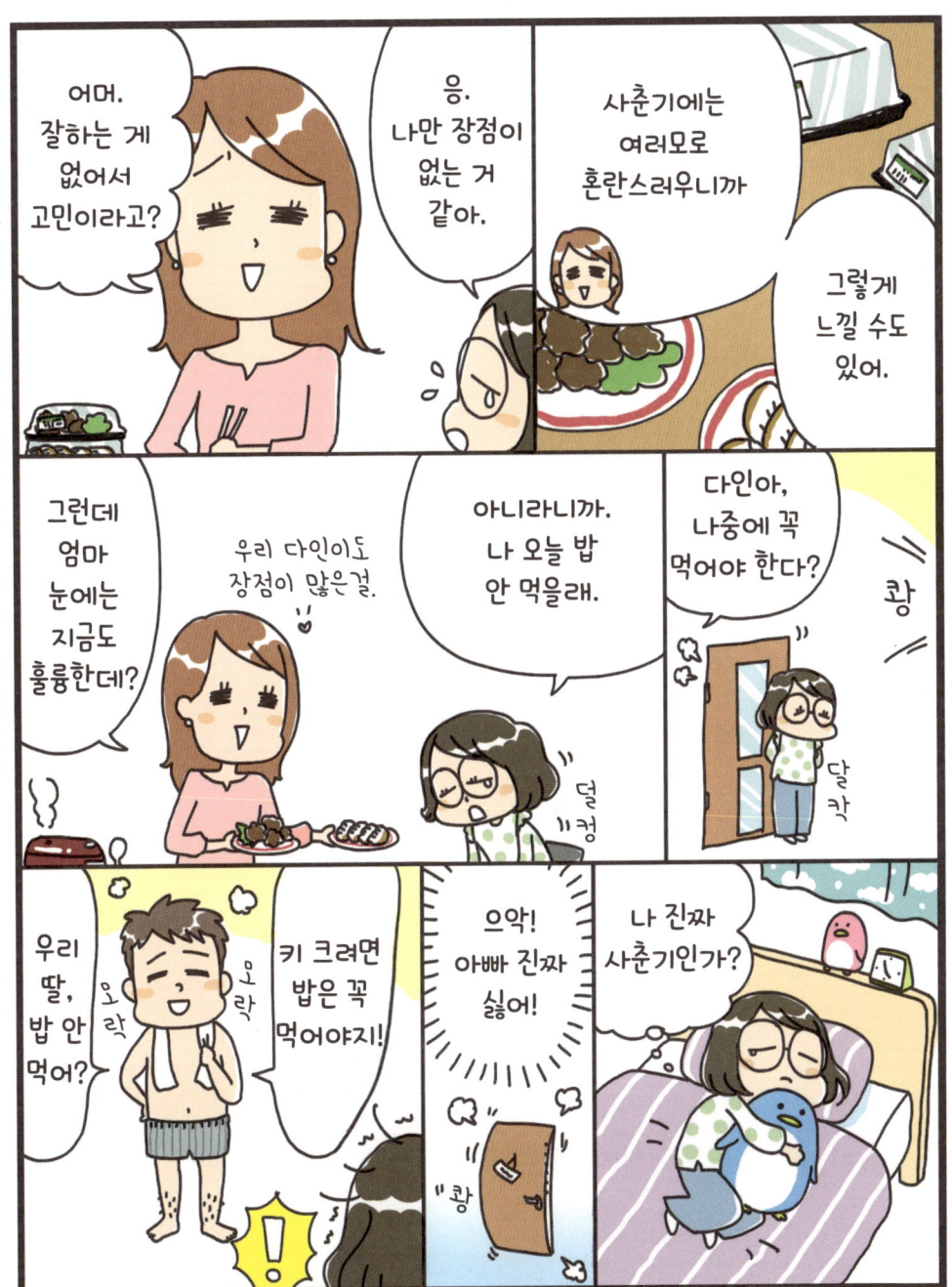

엔미 선생님이
여러분에게

시작하며

어린이 여러분, 안녕하세요? 저는 병원에서 만날 수 있는 산부인과 의사이면서 학교에서 성 지식과 우리 몸에 대해 알려 주는 '엔미 선생님'이에요.

제가 여러분과 비슷한 나이였을 때는 성이나 몸에 대해서 배울 기회가 없었어요. '아기는 어떻게 생길까?'라는 궁금증이 떠올라도 어른에게 물어보면 괜히 혼날 것 같았어요. 그래서 인터넷으로 찾아보거나 친구랑 이야기하며 몰래 정보를 얻었어요. 하지만 그렇게 알게 된 내용 중에는 틀린 정보도 참 많았답니다.

저는 몸과 마음에 나타나는 변화에 휘둘려서 친구들과 비교하며 우울해 하거나 깊은 외로움을 느끼기도 했어요. 이렇게 여러 가지 시행착오를 거치며 어른이 되었지요. 만약 사춘기 때 내 몸에 일어날 변화와 성에 대해 알고 생각할 기회가 있었다면 어땠을까요? 남들과 다른 특징도 긍정적으로 받아들이고, 나를 더욱 소중히 보살폈을 거예요.

'가볍고 즐거우면서도 진지한 마음으로 성과 몸에 대해 생각할 수 있는 기회를 만들고 싶다!' 그래서 저는 이 목표를 갖고 대학생 때부터 성교육 강연 활동을 시작했어요. 성과 몸에 대해 배우고 계속 알리기 위해 산부인과 의사도 되었어요.

저는 지금까지 1,000여 곳이 넘는 초등학교와 중학교, 고등학교를 방문했어요. 강연을 할 때마다 많은 학생이 "예전부터 궁금했는데요!", "더 자세히 듣고 싶어요."라며 고민을 털어놓았어요. 그중에는 원치 않는 임신이나 성전파성 감염질환, 성폭력의 경험을 밝힌 친구들도 있었어요.

이 책은 지금까지 만났던 학생들의 생생한 고민과 평소 성교육 시간에 전하지 못했던 정보를 담아 정성껏 만들었어요. 여러분 한 사람 한 사람의 건강과 행복을 위해서 내 몸과 마음을 지키는 일, 그리고 나와 다른 사람을 소중히 여기는 일이란 무엇일지 함께 생각해 보면 좋겠어요.

차례

[만화] 사춘기가 왔어요	6
엔미 선생님이 여러분에게	12
등장인물 소개	17
어른들에게 전하는 말	18

1장 생리 ... 19

[만화] 생리는 어떤 느낌일까요?	20
생리가 뭐예요?	24
생리는 호르몬 작용으로 일어나요	26
생리대가 궁금해요	28
이런 생리 용품도 있어요	30
갑자기 생리를 시작하면 어떡해요?	32
(궁금해요) 생리에 대한 고민이 있어요!	34
[만화] 드디어 생리를 해요	36
생리를 하면 배와 허리가 아파요	40
생리 전에 짜증이 나거나 슬퍼져요	42
생리 증상은 사람마다 달라요	44
산부인과는 어떤 곳이에요?	46
엔미 선생님이 전하는 말 생리와 친해져 봐요	48

2장 몸과 마음의 변화 ... 49

[만화] 몸의 변화가 신경 쓰여요!	50
사춘기가 뭐예요?	54

사춘기에는 호르몬이 작용해요	56
사정이 뭐예요?	58
성기는 어떻게 생겼어요?	60
프라이빗 존이 뭐예요?	62
궁금해요 성기에 대한 고민이 있어요!	64
브래지어를 해야 할까요?	66
가슴이 점점 커져요	70
브래지어는 어떻게 골라요?	72
궁금해요 가슴에 대한 고민이 있어요!	74
몸에 자라는 털이 신경 쓰여요	76
여드름이 자꾸 나요	78
대변과 소변으로 힘들어요	80
건강한 몸을 만들어요	82
궁금해요 몸과 마음에 고민이 있어요!	84
엔미 선생님이 전하는 말 내 몸은 나만의 것이에요	86

3장 연애와 성 — 87

사랑이 뭘까요?	88
좋아하는 감정이 뭐예요?	92
궁금해요 연애에 대한 고민이 있어요!	94
여러 종류가 있어요! 성의 형태 ①	96
여러 종류가 있어요! 성의 형태 ②	98
여자답고 남자다운 건 뭘까요?	100
성평등을 실천해요	102
이성 교제는 어려워요	104
내 몸에 대한 권리와 동의를 알아봐요	108

성적 동의가 뭐예요?	110
아기는 어떻게 생길까요?	112
어떻게 임신해요?	116
아기는 어떻게 태어나요?	120
피임이 뭐예요?	122
원치 않는 임신을 했어요	124
성전파성감염질환이 뭐예요?	126
성전파성감염질환은 누구나 겪어요	128
궁금해요 성관계에 대한 고민이 있어요!	130
엔미 선생님이 전하는 말 내 몸과 마음을 지킬 권리가 있어요	132

4장 친구·SNS ... 133

사랑도 우정도 고민이 많아요	134
친구가 뭐예요?	138
어린이가 갖는 권리를 알아봐요	140
SNS는 항상 재미있을까요?	142
인터넷과 SNS를 알아봐요	146
인터넷을 올바르게 사용해요	148
SNS에서 성과 관련된 문제가 생겼어요	150
성폭력이 뭐예요?	152
성폭력의 위험을 느꼈어요	154
꼭 알아 두기 상담 창구를 소개합니다	156
고민하면서 어른이 돼요	158
엔미 선생님 전하는 말 마치며	163

등장인물 소개

모두 같은 초등학교를 다니는 친구들이야.

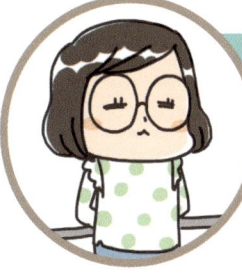

다인
착하고 느긋하다. 최근 걱정되는 일이 많아서 고민이다.

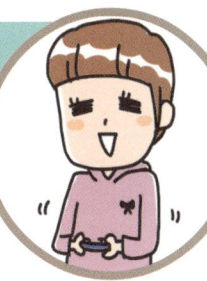

지우
성격이 밝고 시원시원하다. 아빠의 요리가 세계 최고라고 생각한다.

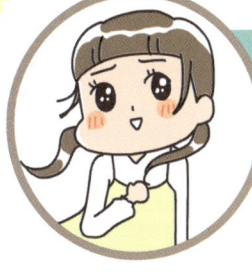

하린
패션과 아이돌에 관심이 많다. 만화 같은 사랑을 꿈꾼다.

민형
반려동물인 햄스터를 가장 아낀다. 좋아하는 감정이나 연애에는 별로 흥미가 없다.

로아
궁금한 게 있으면 무엇이든 파고든다! 곱슬머리가 특징이다.

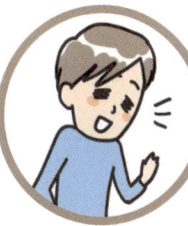

하준
민형이의 친구이자 다인이의 이웃 사촌이다.

어른들에게 전하는 말

인터넷과 SNS가 보급되면서 아이들을 둘러싼 환경도 크게 바뀌었어요. 그렇지만 여전히 많은 아이가 여러 가지 이유로 올바른 성 지식을 배우지 못하고 있답니다. 또한 성과 관련한 곤란한 일이 생겨도 "부모님께는 말하지 못했어요.", "보호자에게 말했더니 화를 내서 다시는 말을 꺼낼 수 없었어요."라고 털어놓아요.

성교육의 국제적인 경향을 살펴보면 성적 자기결정력을 기르고 건강과 행복의 표현으로 이어지기 위해서, 성을 '인권'으로 파악하고 정확한 정보에 기초하여 어릴 때부터 체계적으로 배우는 '포괄적 성교육'을 권장해요.

유네스코가 작성한 '국제 성교육 가이드'에는 5세부터 폭넓은 주제의 학습 목표가 설정되어 있어요. 9~12세 내용에는 '음경이 질 내에 사정하는 성교의 결과로 임신하게 된다는 내용을 다시 배운다', '콘돔을 사용하는 방법과 순서를 설명한다' 등이 있죠.

이 글을 읽는 어른들 중에는 "너무 이른 시기에 알려 주면 오히려 호기심을 부추기는 것이 아닐까?"라고 염려하는 분도 있을 거예요. 그러나 성에 대해 잘 알게 되면 성행위를 신중하게 생각하여 첫 성 경험의 연령이 높아져요. 또 원치 않는 임신과 성전파성감염질환의 위험이 낮아진답니다.

그러나 올바른 지식만으로는 성 문제를 피할 수 없어요. 때로는 예상하지 못한 사건이 일어나기도 해요. 그러니 아이들이 상처받지 않도록 상처와 실패를 겪었을 때 다양한 선택지를 제시할 수 있는 사회가 필요해요. 또 '언제나 내 편'인 사람의 존재가 중요해요. 그러기 위해서는 어른들도 성에 관한 정보를 새로 알고 배워야 하고요.

이 책은 사춘기를 맞이한 초등학생에게 적절한 정보를 전달하고, 만화와 일러스트를 통해서 아이들이 주체적인 자세로 즐겁고 긍정적으로 성을 배울 수 있도록 구성했어요. 아이들과 함께 이 책을 읽으며 그들과 같은 시선에서 생각할 기회를 만들어 보세요.

1장
생리

생리는 여자아이의 몸에 일어나는 커다란 변화예요. 그러니 잘 준비해서 맞이해야겠죠? 먼저 생리에 대해서 자세히 알아봐요. 앞으로 여러분에게 큰 도움이 될 거예요!

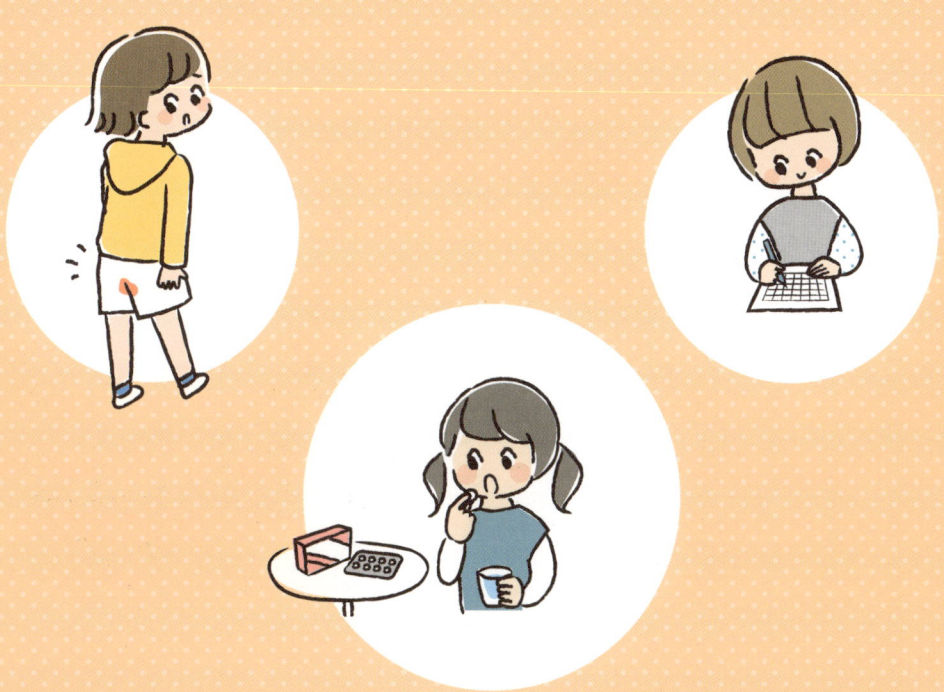

생리는 어떤 느낌일까요?

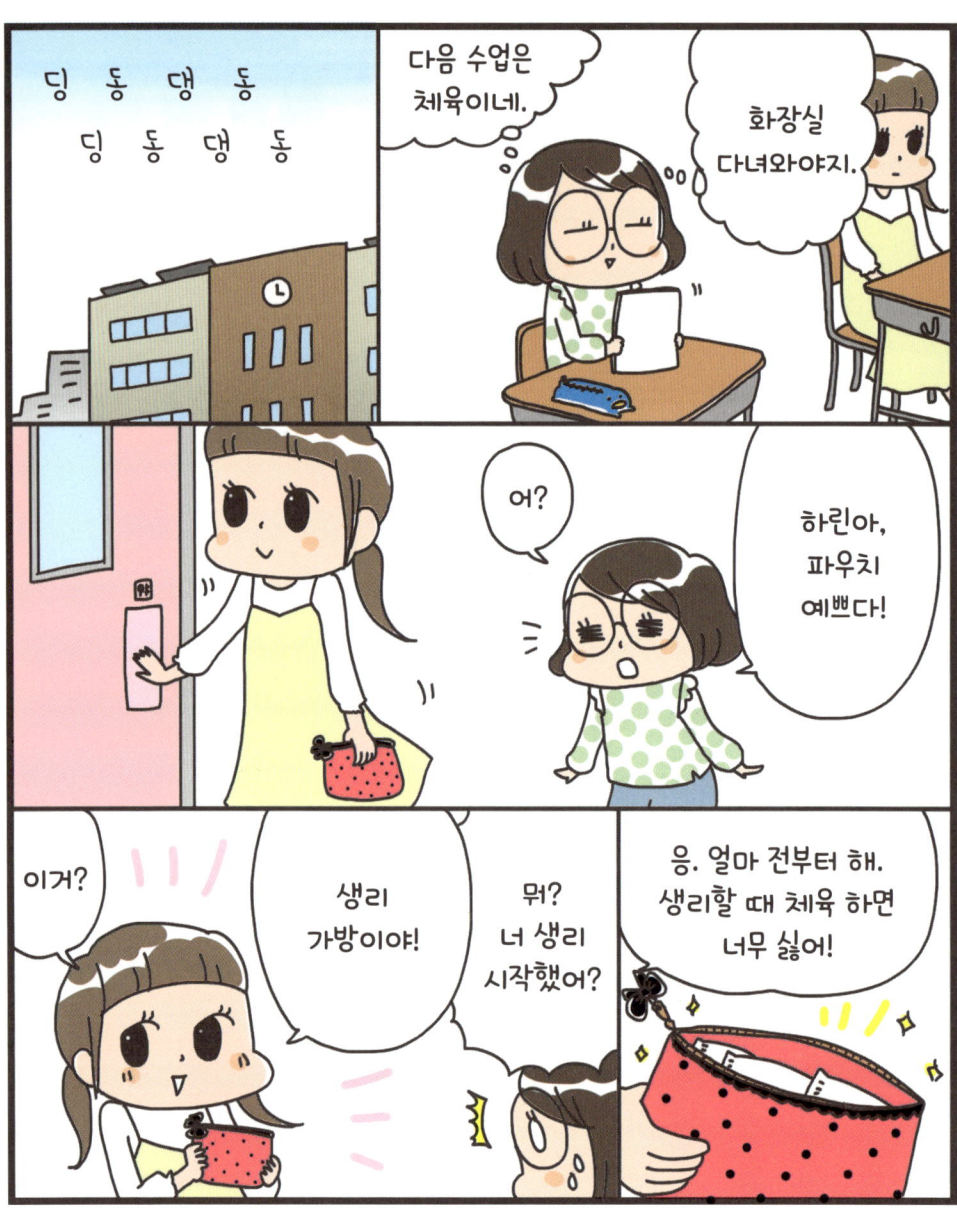

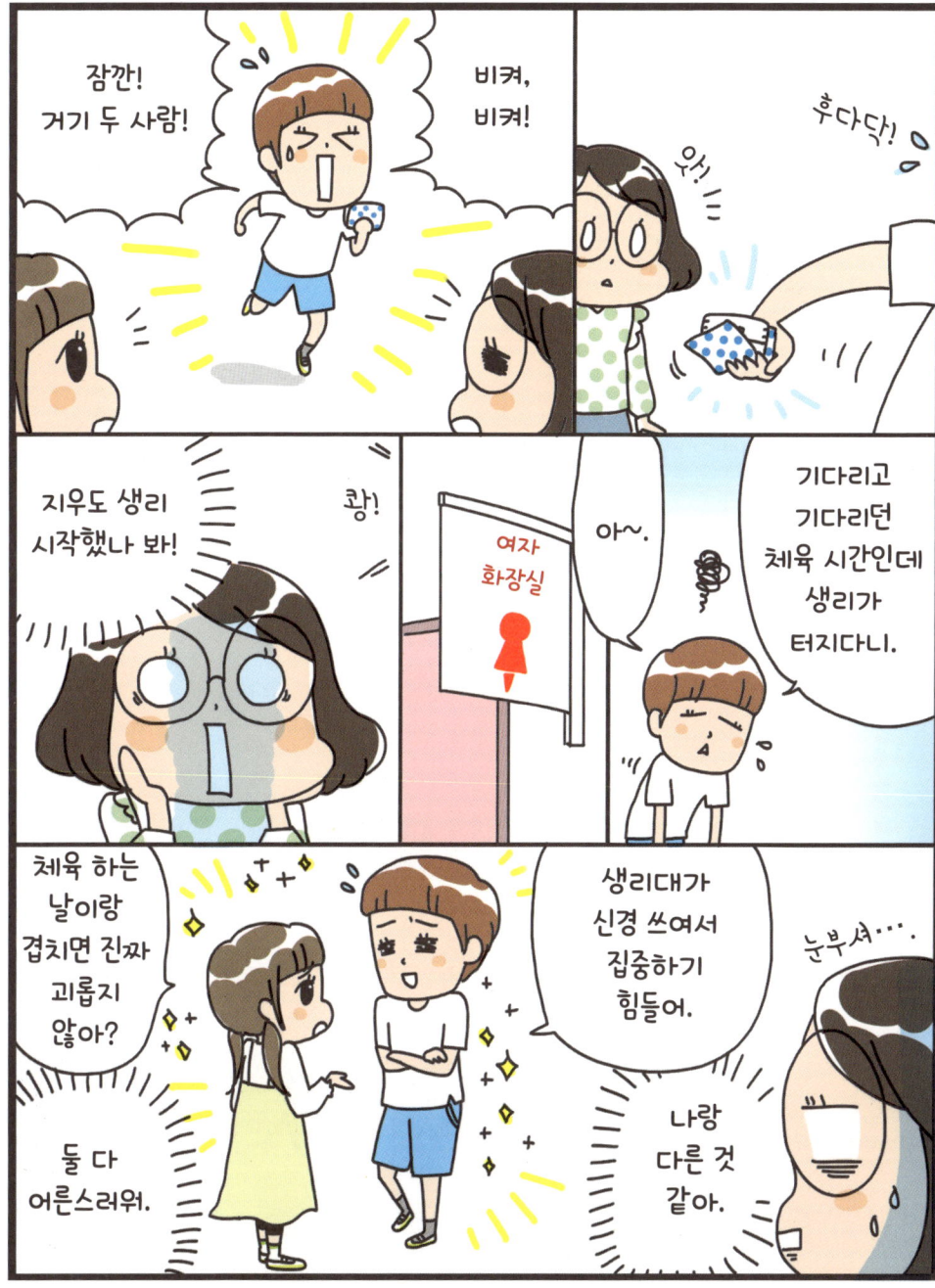

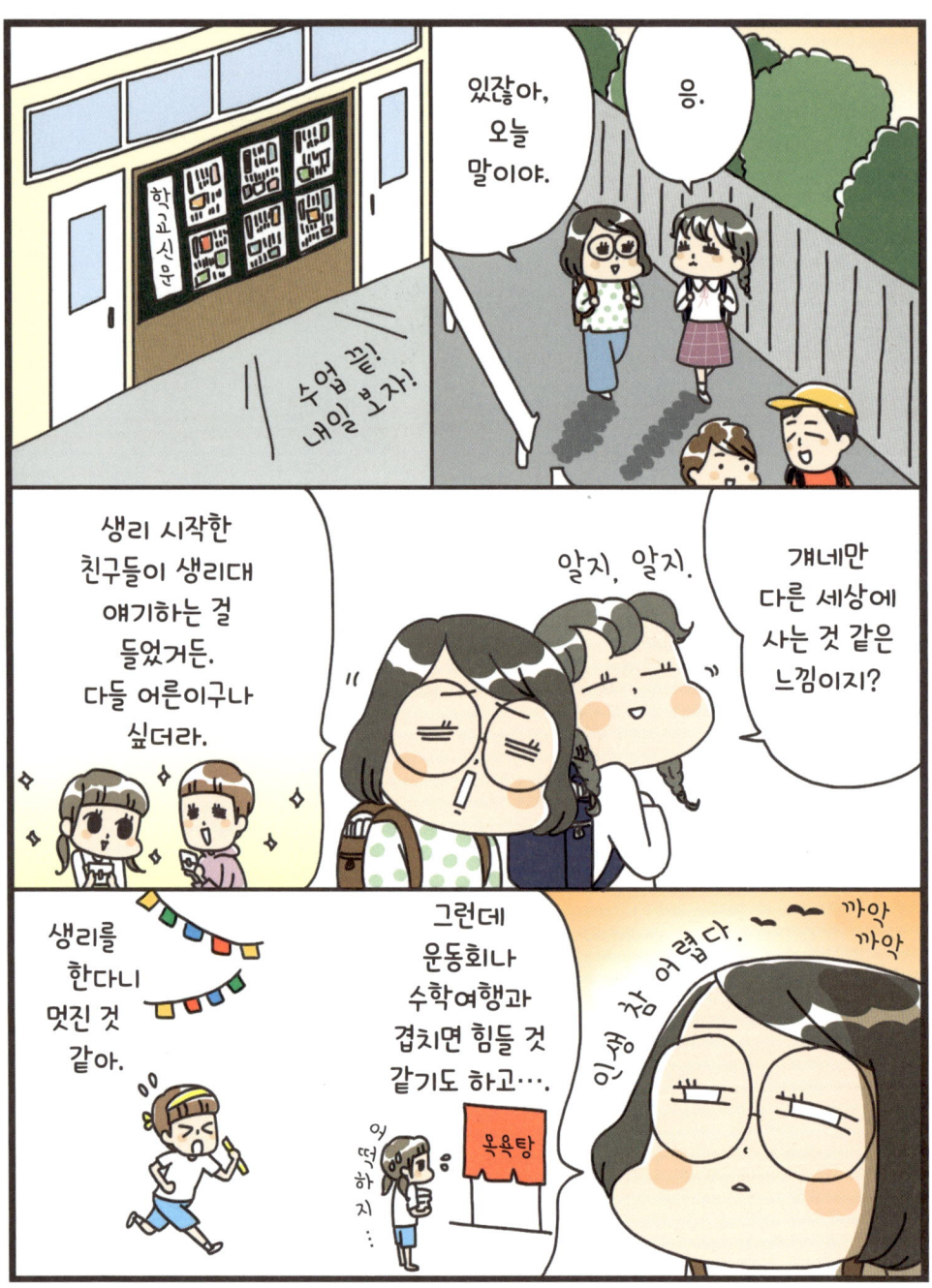

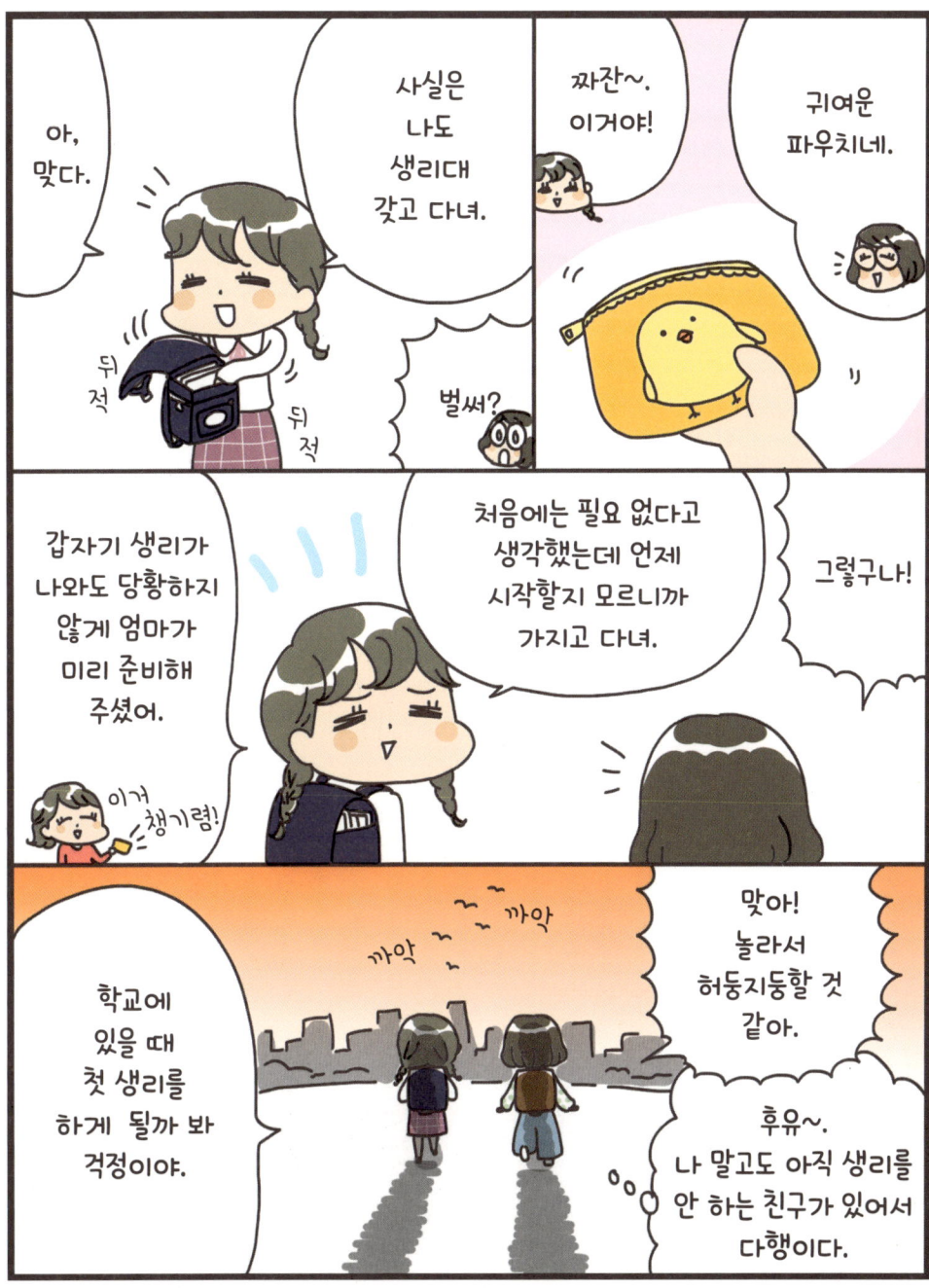

생리가 뭐예요?

다리 사이 안쪽의 질에서 피가 흘러나와요

사춘기가 되면 여자아이의 몸에는 **생리**라는 변화가 생겨요. 의학적으로는 **월경**이라고 하고, 첫 생리는 **초경**이라고 부르지요. 아기가 자라는 방인 자궁에는 아기를 이불처럼 감싸 줄 **자궁 내막**이 만들어져요. 아기가 생기지 않으면 자궁 내막은 피와 함께 질을 통해 밖으로 나와요. 이게 바로 생리랍니다. 생리를 한다는 건 아기를 낳을 수 있는 몸이 됐다는 뜻인데, 아기를 낳는 사람도 있고 낳지 않는 사람도 있어요.

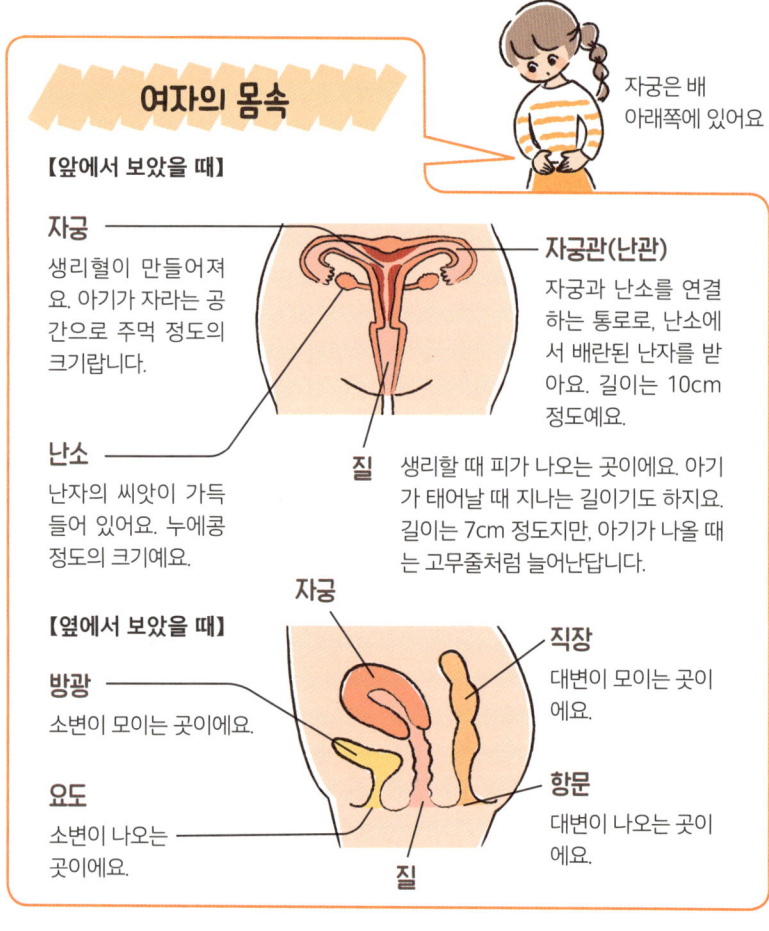

여자의 몸속

자궁은 배 아래쪽에 있어요

【앞에서 보았을 때】

자궁
생리혈이 만들어져요. 아기가 자라는 공간으로 주먹 정도의 크기랍니다.

자궁관(난관)
자궁과 난소를 연결하는 통로로, 난소에서 배란된 난자를 받아요. 길이는 10cm 정도예요.

난소
난자의 씨앗이 가득 들어 있어요. 누에콩 정도의 크기예요.

질
생리할 때 피가 나오는 곳이에요. 아기가 태어날 때 지나는 길이기도 하지요. 길이는 7cm 정도지만, 아기가 나올 때는 고무줄처럼 늘어난답니다.

【옆에서 보았을 때】

방광
소변이 모이는 곳이에요.

요도
소변이 나오는 곳이에요.

자궁

직장
대변이 모이는 곳이에요.

항문
대변이 나오는 곳이에요.

질

※ 어른 몸을 기준으로 크기와 길이를 나타냈어요. 사춘기인 청소년의 몸은 아직 자라는 중이라서 그림보다 작을 수 있어요.

생리가 나오는 과정

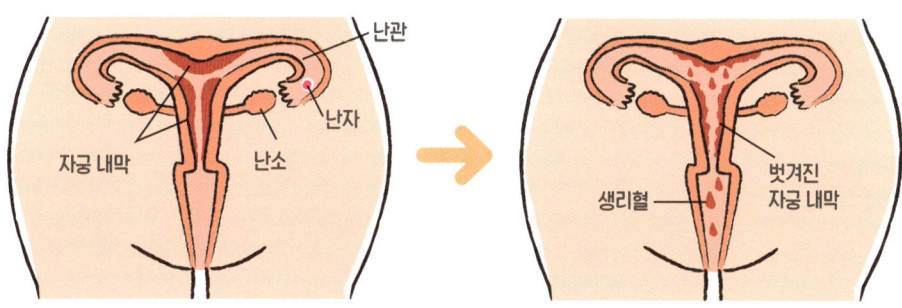

대략 한 달에 한 번, 한쪽 난소에서 **난자** 하나가 난관으로 나와요. 이것을 **배란**이라고 해요. 자궁 내막은 폭신폭신한 이불처럼 두꺼워져요.

난자가 아기가 되지 못하면 이불 역할인 자궁 내막은 필요 없어져요. 그러면 자궁 내막이 벗겨져서 피와 함께 질을 통해 밖으로 흘러나와요.

여자는 모두 생리를 하나요?

생리는 대개 10~14세 무렵에 시작해서 50세 정도에 끝나요. 생리가 끝나는 것을 **폐경**이라고 해요. 선천적인 이유로 생리를 하지 않는 여자아이도 있고, 생리가 나오도록 치료를 받아야 하는 여자아이도 있어요. (45쪽 내용을 참고하세요.)

생리는 아파요?

생리를 하면 배와 허리가 아프고, 생리 전부터 생리하는 동안 화가 나거나 기분이 가라앉기도 해요. 생리 때문에 몸과 마음이 불안정할 때 도움이 되는 방법이 있어요. (41~43쪽 내용을 참고하세요.)

냉이 뭐예요?

초경이 찾아오기 1~2년 전부터 질에서 조금씩 흘러나오는 희고 투명하고 미끈거리는 액체예요. 의학 용어로 **질 분비물** 또는 대하라고 해요. 냉이 나오면 팬티에 얼룩이 생기고 젖어요. 냉은 세균으로부터 몸을 지키는 중요한 역할을 해요. (65쪽 내용을 참고하세요.)

난자

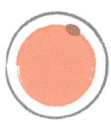

동그란 모양이며 지름은 0.15㎜ 정도예요. 아기의 씨앗이라고 할 수 있지요.

생리는 호르몬 작용으로 일어나요

호르몬이 뭐예요?

우리 몸속의 여러 장기에서는 호르몬이라는 물질이 나와요. 호르몬은 눈에 보이지 않지만, 몸의 작용을 조절해요. 그중 뇌에서 나오는 난포 자극 호르몬(FSH)과 황체 형성 호르몬(LH), 난소에서 나오는 **에스트로겐**과 **프로게스테론**에 의해 생리와 배란 현상이 일어나요. 생리가 시작된 날부터 배란까지인 난포기가 며칠 동안인지는 사람마다 차이가 커요. 배란부터 생리가 나올 때까지인 황체기는 대체로 14일간이에요.

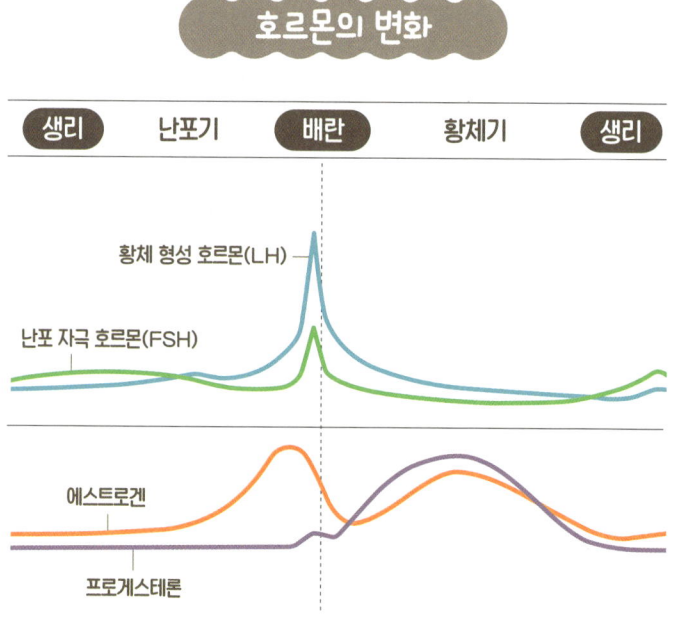

몸의 기초 체온은 배란 전후로 낮은 시기(저온기)와 높은 시기(고온기)로 나뉘어요. 만약 의사 선생님이 체온을 확인해 보라고 권했다면, 부인용 체온계로 매일 아침 눈을 떴을 때 몸을 일으키지 않고 재는 것이 좋아요.

생리 달력에 표시하기

자기 몸을 알기 위해서 생리 시작일과 몸 상태를 수첩이나 달력에 간단하게 메모해 두면 좋아요. **생리 주기**(생리를 시작한 날부터 다음 생리의 전날까지 헤아린 일수), **지속 기간**(피가 나온 일수), **마지막 생리**(가장 최근 생리를 시작한 날)를 적으면 몸의 변화를 알기 쉬워요. 정상적인 생리 주기는 24~38일이고 지속 기간은 8일 이내지만, 사춘기에는 생리할 때마다 주기나 기간이 바뀌거나 생리량이 들쑥날쑥하는 등 비정상적인 일도 자주 일어나요. (44쪽 내용을 참고하세요.)

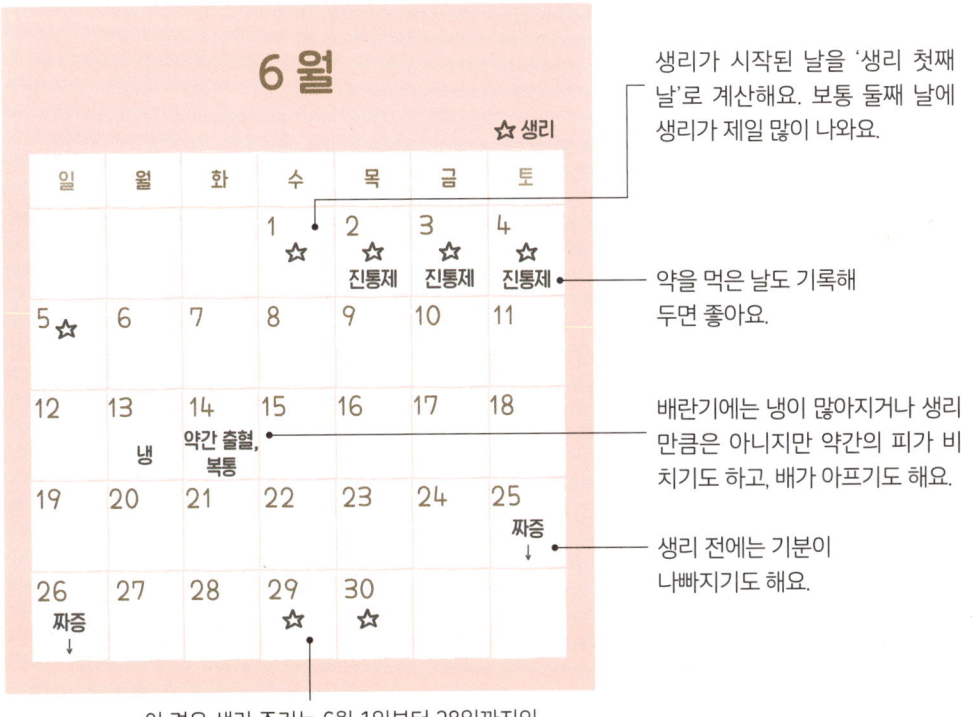

생리가 시작된 날을 '생리 첫째 날'로 계산해요. 보통 둘째 날에 생리가 제일 많이 나와요.

약을 먹은 날도 기록해 두면 좋아요.

배란기에는 냉이 많아지거나 생리만큼은 아니지만 약간의 피가 비치기도 하고, 배가 아프기도 해요.

생리 전에는 기분이 나빠지기도 해요.

이 경우 생리 주기는 6월 1일부터 28일까지인 '28일'이에요. 다시 생리를 시작한 날은 '6월 29일'이 되겠죠.

이 달력은 예시로 작성한 생리 기록이에요. 내용을 참고해서 자기에게 맞는 방법으로 메모해 보세요.

생리대가 궁금해요

나에게 맞는 생리대를 찾아요

생리할 때 피가 속옷에 묻지 않도록 생리 용품을 사용하면 편하게 지낼 수 있어요. 생리대는 피를 흡수하는 물질이 들어 있는 패드인데, 팬티 안쪽에 붙여서 사용해요. 생리대의 크기, 모양, 소재는 다양해요. 일회용 생리대도 있고, 세탁해서 여러 번 사용할 수 있는 면 생리대도 있어요. 아직 생리를 시작하지 않은 친구도 생리 용품을 미리 준비해서 사용법을 알아 두면 도움이 될 거예요.

일회용 생리대

마트, 편의점, 약국 등에서 살 수 있어요. 일회용 생리대에는 일반형, 날개형, 오버나이트 등 다양한 종류가 있는데, 가격은 2000원대부터 10,000원대까지 천차만별이에요. 하루 동안 생리대가 몇 개 필요한지는 생리량이나 생리대의 종류에 따라 달라지는데 대체로 4~8개 정도예요. 지하철 공중화장실처럼 생리대 자동판매기를 운영하는 경우도 있어요. 어떤 지역에서는 학생들을 위해 학교 화장실에 무료 생리대를 준비해 두기도 해요.

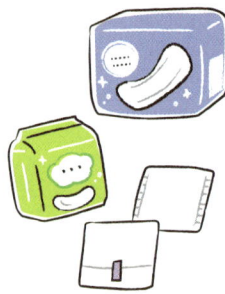

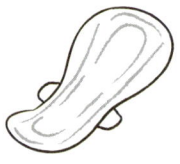

오버나이트
생리량이 많은 날이나 잠을 잘 때처럼 장시간 사용할 때 적합해요. 길이가 길고, 엉덩이까지 감싸 줘요.

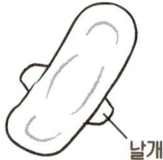

날개형
생리대가 움직이지 않도록 고정하고 싶을 때 편리해요. 생리대 양옆의 날개를 펼치고 속옷 아래쪽으로 접어 붙여서 고정해요.

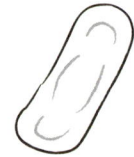

일반형(팬티라이너)
생리량이 많지 않을 때 사용해요.

생리대 사용법

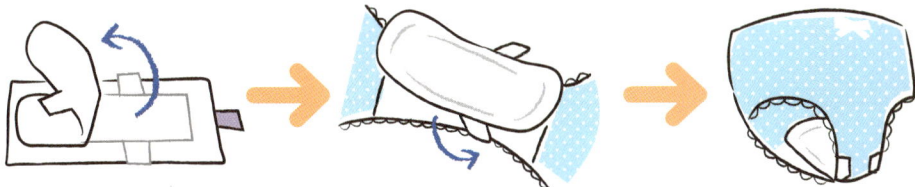

포장지를 펼쳐서 생리대를 꺼내요.

끈끈한 접착면을 속옷 안쪽의 가운데 부분에 맞춰서 붙여요. 날개형 생리대는 날개를 속옷 아래쪽으로 접어서 붙여요.

생리대를 교환하는 기준은 2~8시간 정도예요. 그날의 생리량과 일정에 맞춰서 바꿔요.

생리대 버리기

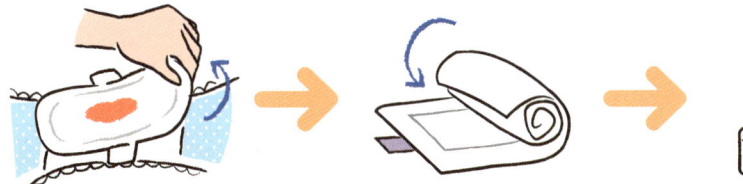

팬티에서 생리대를 벗겨 내요.

피가 묻은 면이 보이지 않게 안쪽으로 돌돌 말아서 정리한 뒤, 펼쳐지지 않도록 휴지나 새로 뜯은 생리대 포장지로 감싸요. 버릴 때는 화장실 안에 있는 여성 용품 수거함이나 일반 쓰레기통에 버려요. 물에 녹지 않으니 변기에 넣으면 안 돼요.

변기나 바닥에 피가 묻었는지 확인해요. 만약 피가 묻었으면 휴지로 닦아요.

생리 용품은 숨겨야 할까요?

생리 용품은 건강과 몸을 지키는 중요한 물건이에요. 그러니 숨기지 않아도 괜찮아요. 만약 생리 용품을 다른 친구에게 보이고 싶지 않다면 손수건으로 감싸서 주머니에 넣거나 파우치에 넣어 보관해요. 파우치에 생리대를 넉넉하게 준비하고, 진통제까지 넣어 두면 언제 생리가 시작되어도 안심할 수 있을 거예요.

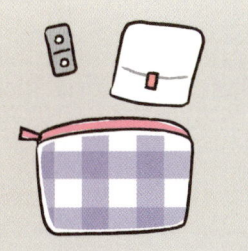

이런 생리 용품도 있어요

탐폰

솜뭉치(흡수체)를 굵기 1㎝ 정도의 막대 모양으로 만든 생리대예요. 질에 넣어서 사용하는 방식으로 질 안에서 피를 흡수해요. 플라스틱 통에 흡수체가 들어 있는 어플리케이터 제품이 사용하기 편해요. 탐폰만으로 불안할 때는 생리대나 팬티라이너를 함께 사용해 보세요.

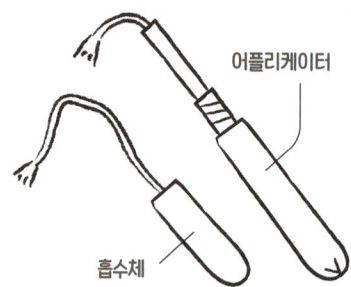

크기와 개수에 따라 가격이 다양한데 보통 개당 500원 내외예요.

탐폰 사용법

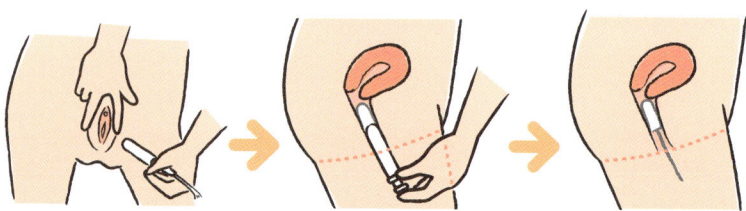

편한 손으로 탐폰을 잡아요. 반대편 손으로 질 주변을 벌려요. 한쪽 다리를 약간 높은 곳에 올리거나 무릎을 구부리는 등 탐폰을 넣기 편한 자세를 취해요.

탐폰을 조금 눕힌 각도로 질 안에 천천히 밀어 넣어요. 탐폰을 잡은 손가락이 질에 닿을 정도까지 넣으면 어플리케이터를 눌러서 흡수체가 질 안으로 들어가게 해요.

어플리케이터를 조심히 빼내요. 제거용 실은 탐폰을 꺼낼 때 사용하기 때문에 질 바깥으로 노출되어 있어야 해요.

Q 탐폰은 어떻게 처리할까요?

제거용 실을 천천히 잡아당겨서 탐폰을 꺼낸 뒤 화장실 휴지로 잘 감싸서 버려요. 탐폰은 반드시 4~8시간 이내에 교환해야 해요. 질 안에 오랫동안 방치하면 독성 쇼크증후군과 같은 심각한 감염증을 일으킬 수도 있으니 시간에 맞춰 교체해야 해요.

Q 탐폰은 아프지 않나요?

탐폰이 질보다 얇기 때문에 아프지 않아요. 억지로 밀어 넣지 말고 입구를 찾은 뒤 올바른 방향으로 살살 움직이며 넣어 보세요. 생리량이 많은 날일수록 매끄럽게 넣을 수 있어요. 목욕탕처럼 피가 묻어도 바로 씻을 수 있는 장소에서 사용 방법을 연습하면 좋아요.

생리 팬티

팬티의 가랑이 부분부터 엉덩이 부분에 방수천을 덧대서 피에 젖지 않도록 만든 팬티예요. 생리대 날개가 바깥쪽에서 보이지 않도록 접어 넣을 수 있는 이중 구조 팬티, 여분의 생리대를 넣는 주머니가 달린 팬티, 방취 기능이 있는 냄새 없는 팬티도 있어요. 생리혈을 흡수하는 소재로 만든 흡수 팬티도 있답니다.

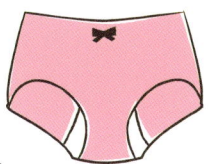

보통 개당 5,000원~10,000원이에요.

팬티라이너

생리대보다 얇고 작은 패드예요. 팬티 안쪽에 붙여서 사용해요. 냉이 팬티에 묻어서 불편할 때, 생리가 시작할 것 같아서 불안할 때, 생리 끝 무렵이라서 생리량이 적을 때, 탐폰을 넣었지만 피가 샐까 봐 걱정될 때 사용하면 도움이 돼요.

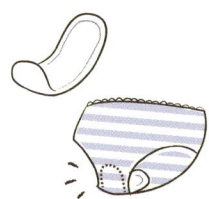

보통 개당 100원 정도예요. 한 팩에 들어가는 개수와 크기에 따라 가격이 달라요.

생리컵

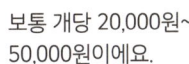

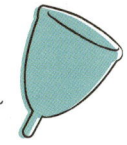

실리콘으로 만든 부드러운 컵이에요. 좁고 길쭉하게 접어서 질 안에 넣어요. 컵 안에 생리혈이 담기기 때문에 4~8시간마다 꺼내서 비우고 씻어야 해요. 세척과 소독을 잘하면 여러 번 사용할 수 있어요. 탐폰보다 크기가 커서 익숙해질 때까지 시간이 필요할 수도 있어요.

보통 개당 20,000원~50,000원이에요.

갑자기 생리를 시작하면 어떡해요?

알고 있으면 안심!

첫 생리가 언제 시작될지는 알 수 없어요. 갑자기 생리가 나오거나 생리 때문에 고민하고 실수하는 상황은 어른에게도 일어날 수 있답니다. 다양한 대처 방법을 미리 알아 두면 마음이 놓일 거예요.

생리대가 없을 때는 어떻게 해요?

생리 용품을 구하기 전까지 화장실 휴지를 여러 번 접거나 겹쳐서 팬티 안쪽에 고정해도 괜찮아요. 생리 첫날처럼 생리량이 많지 않을 때는 이런 임시방편만으로 충분히 지낼 수 있어요.

생리 때문에 곤란하면 말해도 괜찮아요!

갑자기 생리가 나올 때, 생리 용품이 없을 때, 배가 아플 때, 피가 새서 옷에 묻었을 때처럼 곤란한 일이 생기면 혼자 해결하려고 하지 말고 가족이나 선생님, 친구에게 말해도 괜찮아요. 건강과 관련된 중요한 일이에요. 부끄러워하지 마세요!

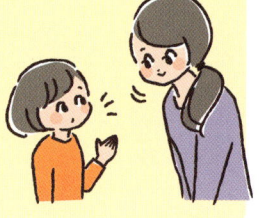

외출했을 때!

외출했을 때 생리가 나오면 편의점에서 생리 용품을 사도 좋고, 집에 있는 가족에게 전화로 도움을 요청하는 방법도 있어요. 평소 학교나 학원, 놀러 갈 때 사용하는 가방에 예비용 생리대를 하나씩 넣어 두면 도움이 될 거예요.

학교에서 갑자기!

다리 사이에서 뭔가 흐르는 느낌이 들면 생리일지도 몰라요. 그럴 때는 당황하지 말고 화장실에 가서 팬티에 피가 묻어 있는지 확인해 보세요. 만약 생리 용품이 필요하면, 보건 선생님 등 도움을 줄 수 있는 사람에게 상담해요.

체육 수업 중에 피가 샌 것 같은 느낌!

생리 중일 때 몸을 많이 움직이면 생리대가 비뚤어져서 피가 새는 경우도 있어요. 하지만 수업 전에 날개형 생리대로 바꾸거나 생리 팬티를 입는 등 여러 방법으로 대처할 수 있어요. 탐폰은 생리대와 달리 잘 움직이지 않기 때문에 특히 운동할 때 추천해요.

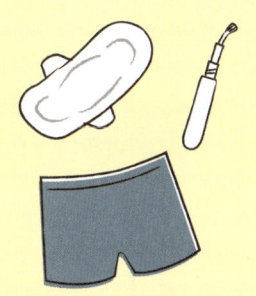

목욕이나 온천은 어떡해요?

생리 중에 목욕해도 아무 문제없어요. 욕조 안에서는 수압 때문에 피가 밖으로 나오지 않는답니다. 만약 욕실 바닥에 피가 떨어지면 물로 닦으면 돼요. 그렇지만 대중목욕탕이나 온천에서 목욕할 때는 신경 써야 해요. 생리량이 많은 날은 되도록 목욕탕에 가지 말고 사람이 적은 시간에 목욕하거나 탐폰을 사용하세요. 수학여행처럼 학교 행사가 겹칠 때는 선생님과 상담하면 도움이 될 거예요.

수영장에 들어가도 괜찮을까요?

생리 중이라고 해서 금지되는 운동은 없어요. 그렇지만 생리 중 여성의 질 내부는 민감하기 때문에 물속 세균에 취약할 수 있어요. 그래서 되도록 생리 중에는 물속에 들어가지 않는 게 좋아요. 만약 피치 못할 사정으로 수영을 하게 된다면, 물속에서는 수압 때문에 피가 흐르지 않을 거예요. 하지만 물 밖으로 나오면 피가 나온답니다.

중요한 시험이나 시합이 있는 날에는 생리하기 싫어요

'시험이나 동아리 시합처럼 중요한 날에 생리하면 어쩌지?' 하고 걱정스러울 때도 있을 거예요. 그럴 때는 부모님과 상의해 생리를 앞당기거나 늦추는 호르몬 약을 산부인과에서 처방받을 수 있어요. 가능하면 생리를 피하고자 하는 날짜보다 한 달 이상 전에 진찰을 받거나 상담하는 것이 좋아요. (47쪽 내용을 참고하세요.)

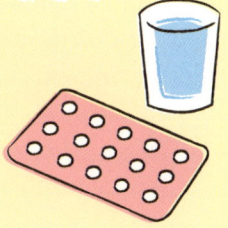

생리에 대한 고민이 있어요!

궁금해요

태어나서 처음 겪는 일이라 머릿속이 복잡하죠? '어떡하지?', '불안해!'라는 생각이 들 거예요. 그렇지만 너무 걱정하지 마세요. 생리는 자연스러운 현상이에요.

친구들은 모두 생리를 하는데 나만 안 해요

첫 생리를 아직도 시작 안 했어요.

첫 생리는 대부분 10~14세 정도에 해요. 하지만 몸의 변화는 사람마다 다르니 친구들과 비교하면서 초조해하지 마세요. 가슴이 조금씩 봉긋해지고, 성기 주변에 털이 나고, 키가 훌쩍 자라고, 냉이 나오는 변화는 곧 생리가 시작된다는 신호이기도 해요. 만약 15세가 될 때까지 한 번도 생리가 나오지 않으면 산부인과를 찾아 진찰을 받아 보세요. (45쪽 내용을 참고하세요.)

생리혈이 옷이나 이불에 묻을까 봐 걱정이에요

혹시라도 피가 묻으면 어떻게 처리해요?

생리혈이 생리대 밖으로 새는 일은 아무리 조심해도 자주 생겨요. 피는 뜨거운 물에 닿으면 굳어서 잘 안 지워지기 때문에 차가운 물로 씻어야 해요. 의류용 세제나 식기용 세제를 사용하면 좋아요. 피가 잘 안 지워질 때는 표백제를 넣은 대야에 30분 정도 담가 두는 방법도 있어요. 그럴 땐 옷감이 상하지 않도록 조심해요. 생리하는 날에는 피가 묻어도 티가 안 나는 진한 색깔의 옷을 입거나 허리에 겉옷을 둘러서 피 묻은 부분을 가리는 등 다양한 방법을 쓸 수도 있어요.

생리가 시작되면 우울해요

지금까지 잘했던 일도 자신이 없어지고 귀찮기만 해요.

생리를 할 때 느끼는 기분은 사람마다 달라요. 몸의 변화가 기쁜 사람도 있고, 우울한 사람도 있어요. 실제로 70%가 넘는 여성이 생리 전이나 생리 중에 몸과 마음의 상태가 나빠졌다고 느낀다고 해요. 친구와 가족, 선생님 등 가까운 사람이 이야기를 들어 주고 공감해 주면 안정을 찾을 수 있을 거예요. 생리통과 울적한 기분을 누그러뜨리는 약도 있어요. 힘들 때는 꼭 산부인과를 찾아 상담해 보세요. (46쪽 내용을 참고하세요.)

생리를 시작하면 축하받아야 하나요?

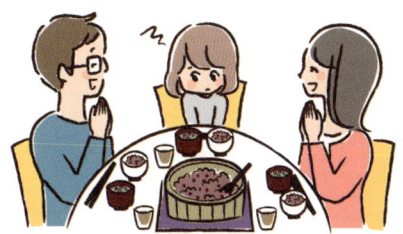

엄마는 초경을 했을 때 선물과 함께 가족들에게 축하받았다고 해요. 하지만 나는 싫어요.

생리를 시작한 당사자의 기분이 가장 중요해요. 생리는 개인적인 일이니까 누구에게 어떤 방식으로 알릴 것인지 스스로 결정해도 괜찮아요. 원치 않으면 "다른 가족에게 알리고 싶지 않아요.", "축하받고 싶지 않아요."라고 여러분의 기분을 직접 말해 보세요. 축하해 주려는 사람도 그 이야기를 들으면 더 좋은 방법을 찾을 수 있을 거예요.

드디어 생리를 해요

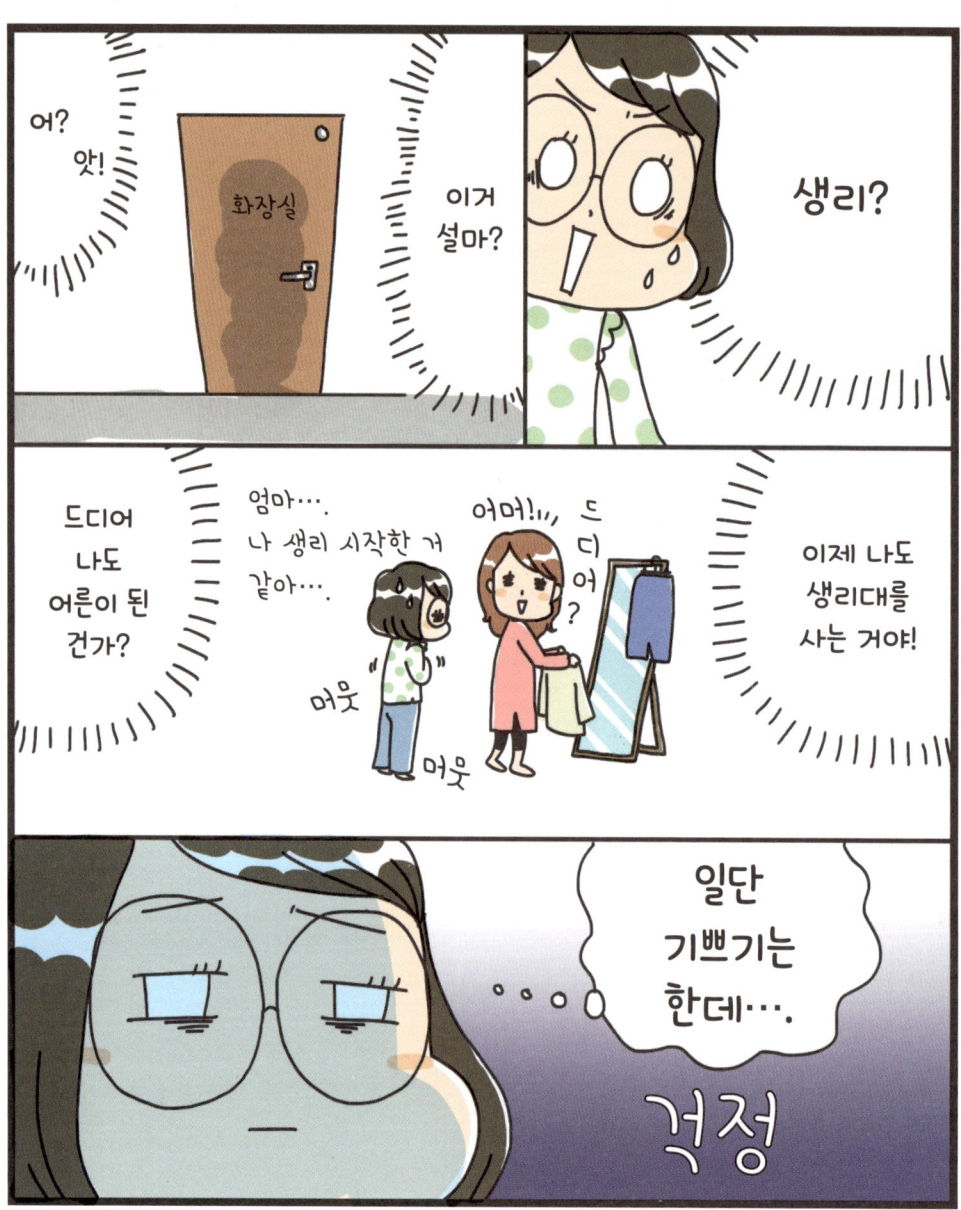

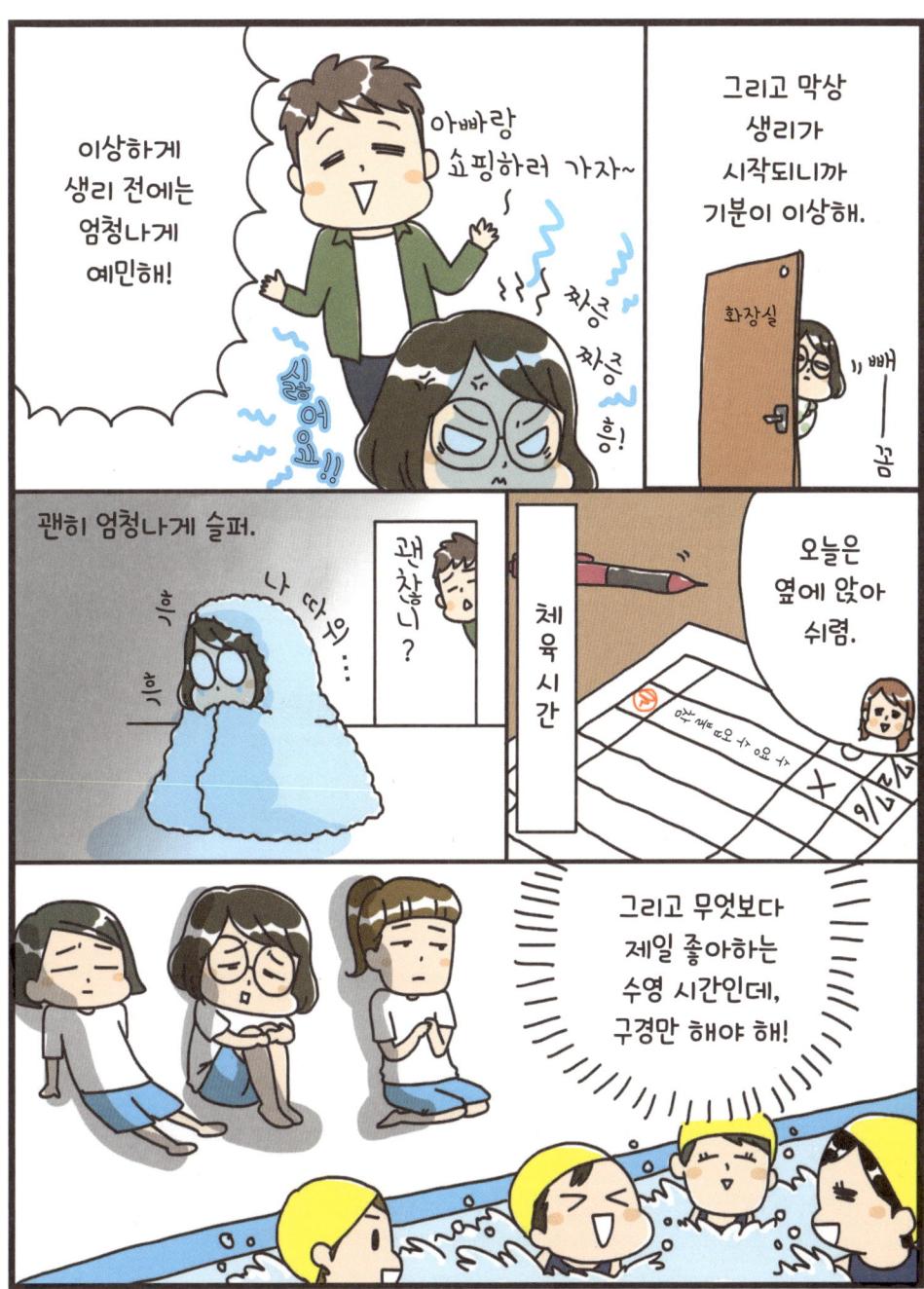

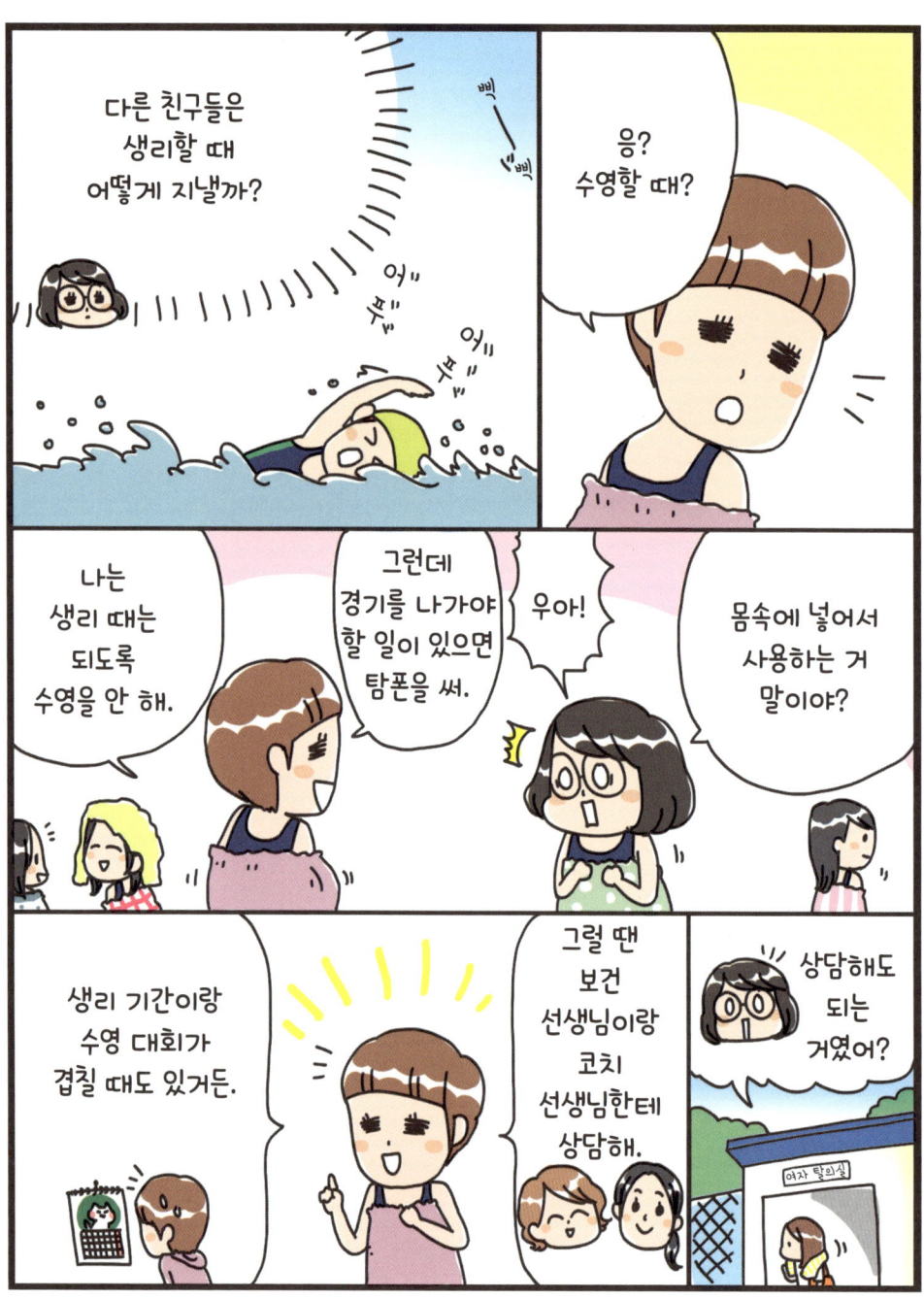

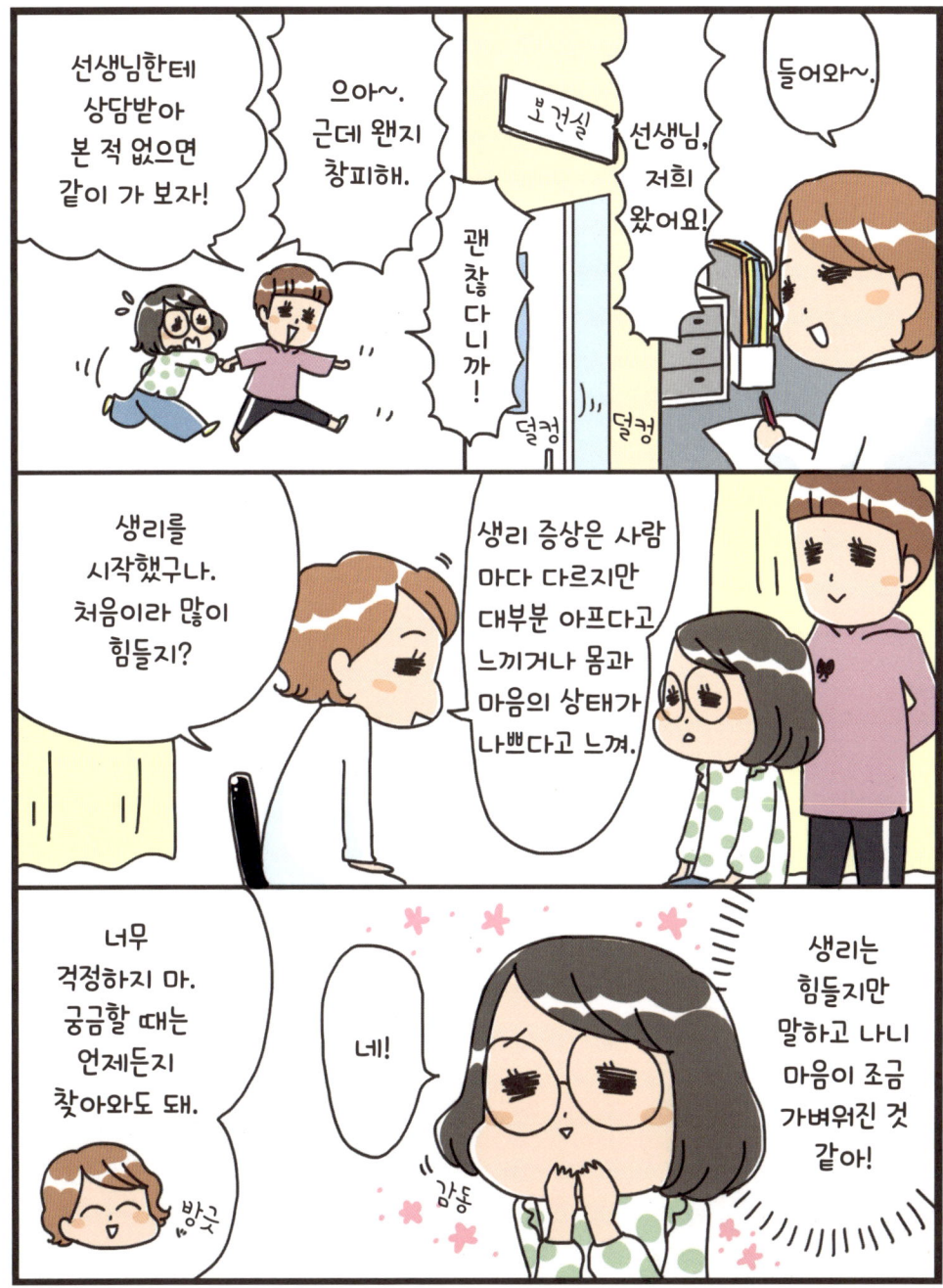

생리를 하면 배와 허리가 아파요

생리통(월경곤란증)이 뭐예요?

생리할 때 배와 허리가 아픈 것을 **생리통(월경곤란증)**이라고 해요. 초경 후 1~2년 지나고 배란 활동이 안정되면 통증이 더욱 강해진다고 해요. 생리 1~3일째 정도에 아픔을 느끼는 사람이 많아요. 배가 묵직하게 느껴지거나 욱신욱신하고, 쿡쿡 찌르는 느낌 등 증상은 사람마다 달라요. 아픔을 거의 못 느끼는 사람도 있고, 몸져누울 정도로 괴로워하는 사람도 있어요.

원발성 월경곤란증

10대에서 많이 보이는 생리통 유형이고, 누구에게나 일어날 수 있어요.

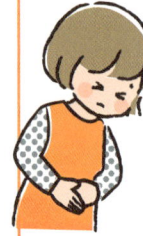

【아픔의 원인】
- 피를 밖으로 내보내기 위해 자궁 근육을 수축시키는 **프로스타글란딘 생성 증가**
- 자궁의 좁은 출구

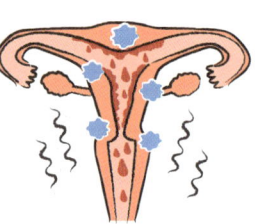

이차성 월경곤란증

20대~50대에서 많이 보이는 생리통 유형이고, 기질적인 원인에 의해 생겨요.

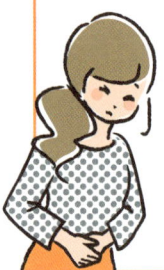

【아픔의 원인】
- 자궁 근종
- 자궁 내막증
  · 자궁선근증
  · 난소내막종(초콜릿물혹)

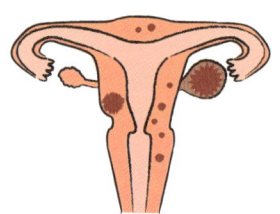

생리 기간 동안 조금이라도 쾌적하게 지낼 수 있도록 생리통을 줄이는 방법을 소개할게요. "생리통은 참아야 한다.", "진통제를 먹으면 몸에 나쁘다."라는 이야기도 있지만, 모두 근거 없는 소문이에요. 아플 때는 참지 않고 진통제를 먹어도 괜찮아요.

손난로(핫팩)

몸을 따뜻하게 데우면 아픔이 가시기도 해요. 속옷 위로 배나 허리에 핫팩을 붙이면 따끈따끈해서 한결 편안해진다는 사람도 있어요. 사용 방법을 잘 지켜서 저온 화상을 입지 않도록 주의하세요.

스트레칭

몸을 가볍게 움직이면 혈액 순환이 좋아지고 기분도 가벼워져서 통증이 약해지기도 해요. 허리 돌리기를 하거나 몸을 앞으로 쭉 뻗어 보세요.

목욕

미지근한 물에 온몸을 담그고 휴식해 보세요. 생리할 때는 평소보다 현기증이 자주 나거나 몸을 일으킬 때 어지러움을 느끼는 사람도 있으니 조심해요.

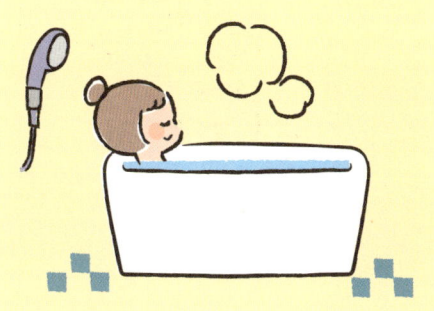

진통제

약국이나 편의점에서 생리통에 효과가 있는 진통제를 살 수 있어요. 가격은 2,000원 정도에서 5,000원까지 다양해요. 진통제는 많이 아프기 시작한 뒤에 먹으면 효과가 적어요. 아프기 전에 먹어야 해요. 알레르기 혹은 부작용이 걱정될 때는 약사와 상담하세요.

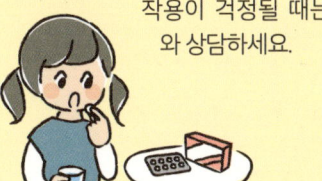

산부인과 상담

진통제뿐 아니라 저용량 피임약처럼 호르몬을 이용하는 처방을 받거나 원인을 찾기 위해 검사를 해 볼 수도 있어요. 산부인과에서 진찰을 받아 보세요. 든든한 가족과 함께 가면 안심할 수 있을 거예요. (46쪽 내용을 참고하세요.)

생리 전에 짜증이 나거나 슬퍼져요

월경 전 증후군(PMS)

생리 시작 10일 정도 전부터 생리 기간 동안 몸과 마음에 나타나는 여러 불안정한 증상을 **월경 전 증후군(PMS)**이라고 해요. 전체 여성 중 70% 이상이 이 증상을 겪는다고 해요. 특히 심각하게 우울하거나 정신적인 증상이 강하면 **월경 전 불쾌 기분장애(PMDD)**로 분류해요. 생리 전후에 생기는 호르몬 균형의 변화가 원인 중 하나로 알려져 있는데, 자세한 상관관계는 아직 밝혀지지 않았어요.

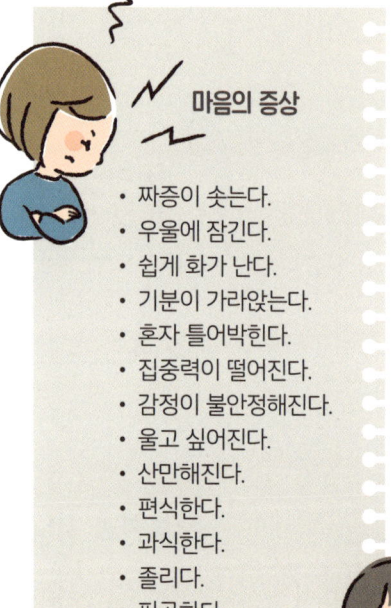

마음의 증상
- 짜증이 솟는다.
- 우울에 잠긴다.
- 쉽게 화가 난다.
- 기분이 가라앉는다.
- 혼자 틀어박힌다.
- 집중력이 떨어진다.
- 감정이 불안정해진다.
- 울고 싶어진다.
- 산만해진다.
- 편식한다.
- 과식한다.
- 졸리다.
- 피곤하다.

몸의 증상
- 손발에 부종이 생긴다.
- 배가 붓고 아프다.
- 가슴이 붓고 아프다.
- 허리가 아프다.
- 머리가 아프다.
- 여드름
- 변비, 설사

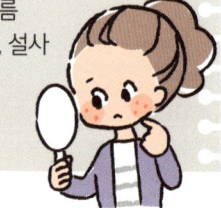

생리 때문에 몸 상태가 불안정해 진다는 사실을 알고 나면 내 몸과 마음의 변화를 조금 열린 자세로 받아들일 수 있어요. 몸이 무겁고 편치 않을 때는 무리하지 말고 나만의 방식으로 느긋하게 지내 보세요.

1장 생리

"힘들어요!"라고 말하기

힘들 때는 "힘들어요!"라고 직접 말하거나 글을 쓰면서 먼저 감정과 마주해 보세요. 가족, 친구, 보건 선생님, 의사 선생님, 상담사 등 누군가에게 말하는 것만으로 홀가분해지는 경우도 있어요.

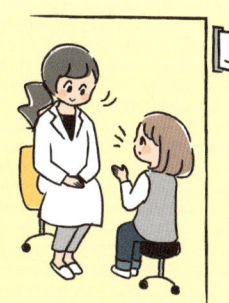

적당한 운동과 식사

가벼운 운동과 균형 잡힌 식사는 건강을 위해 중요해요. 하지만 생리 전이나 생리 중에는 식욕이 늘어서 과식하거나 쉽게 지치기 때문에 무리하지 않도록 해요.

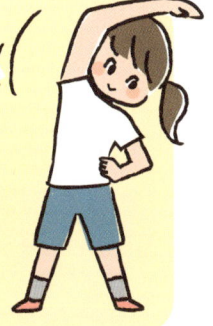

충분한 수면

10대의 적당한 수면 시간은 8~10시간 정도예요. 좋아하는 음악을 듣거나 좋아하는 아로마 향기를 맡아 보세요. 가벼운 스트레칭을 하면서 편히 쉬면 도움이 되어요.

증상 기록하기

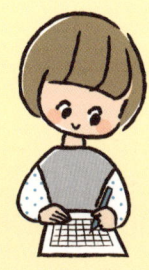

'짜증', '울고 싶은 기분', '식욕↑', '기분↓'처럼 그날의 기분과 증상을 생리 수첩이나 노트에 메모해 보세요. 몸과 마음의 변화를 확인하면 한결 편안함을 느낄 수 있어요. '생리 ○일 전은 기분이 가라앉기 쉬우니까 외출하지 말고 느긋하게 보내자'라는 식으로 나만의 대처 방법도 마련할 수 있어요. (27쪽 내용을 참고하세요.)

산부인과와 정신건강 의학과에서 상담받기

PMS나 PMDD는 호르몬 약처럼 각 증상에 맞는 약을 처방받는 등 다양한 치료법이 있어요. 그중 정신건강의학과에서는 마음에 나타나는 증상에 대해서 전문적인 치료를 받을 수 있어요.

043

생리 증상은 사람마다 달라요

사춘기에는 생리 기간, 생리량, 생리 주기 등이 정상적으로 안정되기 어려워서 매번 다른 증상이 나타날 때도 있어요. 18~20세 정도가 되어야 생리 환경이 자리 잡는데, 그 과정에서 산부인과 진료를 통해 해결해야 하는 일도 생길 수 있어요. 지금부터 그 내용을 소개할게요.

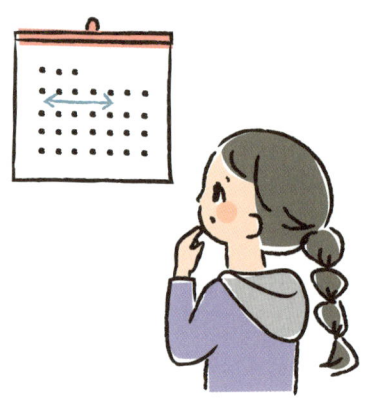

피가 나오는 기간이 길어요

생리혈이 나오는 기간은 8일 이내가 정상이에요. 하지만 첫 생리부터 몇 년 동안은 배란 없는 생리 (**무배란 주기증**)가 진행되기도 해요. 이 경우에는 생리가 멈추지 않고 계속 나오기도 하지요. **생리량이 많고 생리가 2주 이상 계속되는 일이 잦을 때는** 빈혈 치료나 생리 기간과 주기를 조절하는 치료가 필요하기 때문에 산부인과 진료를 받아야 해요.

생리량이 많아요

생리 기간에 나오는 생리량은 총 20~140g 정도가 정상이에요. 하지만 실제로 저울에 올려 확인할 수도 없고, 그럴 필요도 없어요. 만약 생간처럼 생긴 핏덩어리가 많이 나오거나 오버나이트 생리대가 1~2시간 만에 꽉 차거나 혈액 검사 결과 빈혈 진단을 받았다면, 생리량이 너무 많은 **과다월경**일지도 몰라요. 현기증이 나고 찬 음식이 자꾸 먹고 싶어진다면 빈혈 증상인 경우도 있어요. 그런 신호가 보일 때는 산부인과에 가야 해요.

생리와 생리 사이에 출혈이 있어요

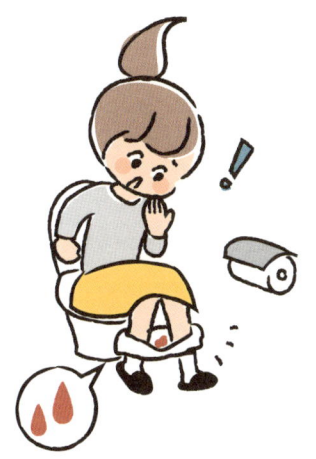

배란은 다음 생리일의 14일 정도 전에 일어나요. 28일 주기라면 생리 시작일로부터 14일째 무렵에 배란이 시작돼요. 배란기에 배가 아프거나(배란통) 호르몬의 영향으로 약간의 피가 나오기도 해요(배란기출혈). 생리와 생리 기간 사이에 일어나는 출혈은 대개 배란이 원인이랍니다. 자연스러운 현상이고 큰 문제가 되지 않는 출혈이니 안심하세요. 하지만 이런 출혈 증상 때문에 불편함을 느낄 때는 산부인과 의사의 상담이 필요해요.

매월 찾아오던 생리가 멈췄어요

첫 생리부터 다음 생리까지 6개월이 걸려도 괜찮아요. 하지만 만약 규칙적으로 매달 생리했는데 갑자기 3개월 이상 생리가 나오지 않을 때(속발성 무월경)는, 생리를 다시 나오게 하는 치료가 필요하기 때문에 산부인과에 가야 해요. 스트레스, 다이어트, 과도한 운동, 체중의 큰 변화가 원인인 경우가 많아요. 그리고 임신하면 생리가 멈추는 것도 꼭 기억해 두세요. (118쪽 내용을 참고하세요.)

생리가 한 번도 나오지 않았어요

15세까지 생리가 한 번도 없을 때는 산부인과 진료를 받아야 해요. 원발성 무월경일 수도 있거든요. 원발성 무월경이란 이차 성징이 없을 때는 14세, 이차 성징이 있을 때는 16세가 되어도 생리가 없는 상태를 말해요. 이 경우에는 다양한 증상이 있는데 선천적으로 생리가 일어나지 않는 사람도 있고, 생리가 나오도록 치료받아야 하는 사람도 있어요. 예를 들어 '질폐쇄'라는 증상은 태어날 때부터 질의 출구가 닫혀서 피가 밖으로 나올 수 없어요. 또한 마이어-로스탄스키-퀴스터-하우저 증후군(MRKH 증후군)은 선천적으로 자궁과 질의 일부, 혹은 모든 생식 기관이 없는 채 태어나는 증상이에요.

산부인과는 어떤 곳이에요?

산부인과는 여자아이를 돕는 곳이에요

산부인과는 임산부와 성인 여성이 가는 병원이라고 생각할지도 몰라요. 하지만 실은 아기부터 할머니까지 폭넓은 연령의 여성이 다양한 이유로 진료를 받아요. 사춘기의 몸과 성, 생리에 대한 고민도 당연히 해결할 수 있어요. 문제가 있다면 언제든지 산부인과 의사를 만나 도움을 받아 보세요.

※ 사춘기 때 일어나는 질환은 증상에 따라 산부인과, 소아청소년과, 비뇨의학과 등으로 나누어서 진료를 받아요.

언제 산부인과에 가야 할까요?

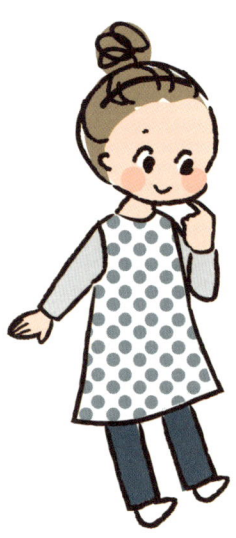

생리통이 있다.
생리 전에 짜증이 많아진다.
생리할 때 우울해진다.
생리가 2주 이상 계속된다.
물컹한 핏덩어리가 많이 나온다.
3개월 이상 생리가 없다.
15세까지 한 번도 생리를 하지 않았다.
냉이 많이 나오고 안 좋은 냄새가 난다.
질이 가렵다.
임신, 성전파성감염질환, 성관계에 대한 상담을 받고 싶다.
HPV 백신 접종, 자궁경부암 검사 등이 필요하다.

저용량 피임약

매일 1알씩 먹어요. 배란을 늦춰서 임신을 피하거나 생리통이나 생리량 조절, 월경 전 증후군(PMS) 증상 완화, 여드름 개선 등 다양한 효과가 있어요. 복용을 시작하면 자주 토할 것 같고 부정 출혈이 나타날 수 있는데, 1~3개월 정도면 진정되는 경우가 많아요. 기본적으로 초경을 시작한 여자아이는 누구나 사용할 수 있어요. 하지만 전조가 있는 편두통처럼 지병이 있으면 복용을 피해야 하고, 드물게 혈전증이 일어나기도 해서 다른 호르몬 약을 처방받는 경우도 있어요.

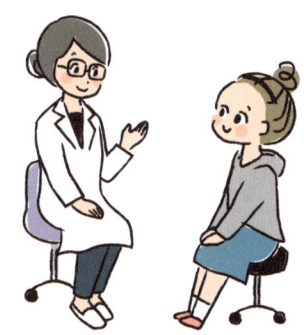

생리 주기 조절

생리 주기 조절은 중요한 날에 생리가 나오지 않도록 호르몬 약을 먹어서 생리 기간을 옮기는 거예요. 생리를 앞당기고 싶을 때는 생리 3~5일째부터 10일 정도 약을 먹으면, 2~5일 후에 생리가 나와요. 생리를 늦추고 싶을 때는 다음 생리 예정일의 5~7일 전부터 중요한 날이 끝날 때까지 약을 먹어요. 원하는 날짜보다 1개월 이상 전에 진료받으면 성공 확률이 높아져요.

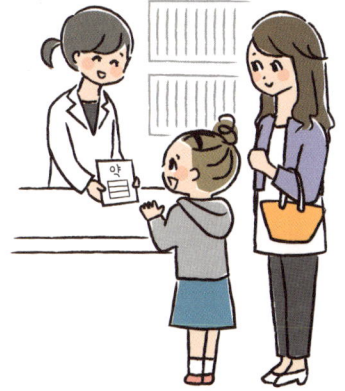

다양한 검사

의사와 상담해야만 처방받을 수 있는 약도 있어요. 자궁과 난소 상태를 확인해야 할 때는 초음파 검사를 해요. 질 삽입의 성 경험이 없는 사람은 질에 넣는 막대 모양의 초음파 기구 대신 배 위에 문지르는 방식이나 항문에 기구를 넣는 방식으로 검사해요. 내진(의사가 손가락을 질 안에 넣어 진찰하는 방법)은 반드시 하는 것은 아니에요. 냉, 소변, 혈액 검사를 하는 경우도 있어요. (성 경험에 대해서는 116쪽 내용을 참고하세요.)

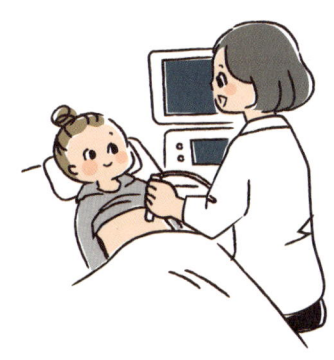

엔미 선생님이
전하는 말

생리와 친해져 봐요

생리는 여자아이의 몸에 일어나는 커다란 변화이며, 오랫동안 이어지는 현상이에요. 예를 들어 12세에 초경을 시작해서 50세에 폐경하면 40년 가까운 기간 동안 생리를 겪게 되어요.

생리는 임신 중이거나 아기에게 하루에 몇 번씩 모유를 먹이는 수유 기간에는 나오지 않아요. 일찍 결혼하고 아이도 여러 명 낳았던 옛날 여성은 평생 50번 정도 생리를 했대요. 한편 늦게 결혼하고 아이를 적게 낳는 현대 여성은 평생 450번 정도 생리를 한다고 해요.

생리 횟수가 많으면 '자궁 내막증'이라는 병이 잘 생긴다고 알려져 있어요. 자궁 내막은 생리가 되어 질을 통해 밖으로 흘러나와야 하는데, 난관을 역류해서 난소 안이나 자궁 주변에 넓게 퍼지는 경우가 있어요. 이런 자궁 내막증 때문에 심한 통증을 느끼거나 불임이 되기도 해요.

현대 여성에게 생리는 적극적으로 조절할 수 있는 현상이에요. 저용량 피임약과 같은 호르몬 약을 먹으면 생리량을 조절하거나 통증을 줄일 수도 있고 생리 횟수를 줄여서 자궁 내막증을 예방할 수도 있어요. 또한 45~55세 정도의 폐경 전후에는 홍조나 불면증 등이 나타나는 '갱년기 증후군'을 겪기도 해요. 이러한 증상에도 알맞은 치료법이 있답니다.

산부인과는 여성의 평생 건강을 돕는 곳이에요. 생리에 대해 상담하고 싶거나 걱정거리가 생기면 언제든지 문을 두드리세요.

2장
몸과 마음의 변화

사춘기에는 여자아이에게도, 남자아이에게도 여러 변화가 찾아와요. 크고 작은 고민이 생기겠지만 너무 걱정하지 마세요. 모두가 자기만의 속도로 어른이 된답니다.

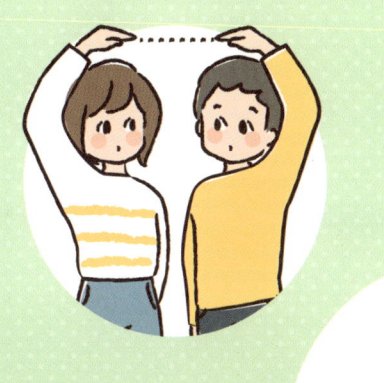
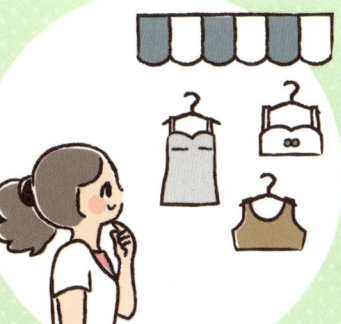
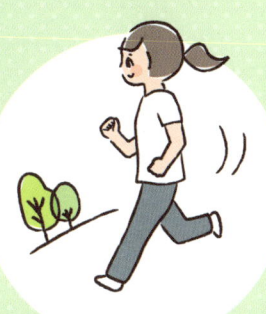

몸의 변화가 신경 쓰여요!

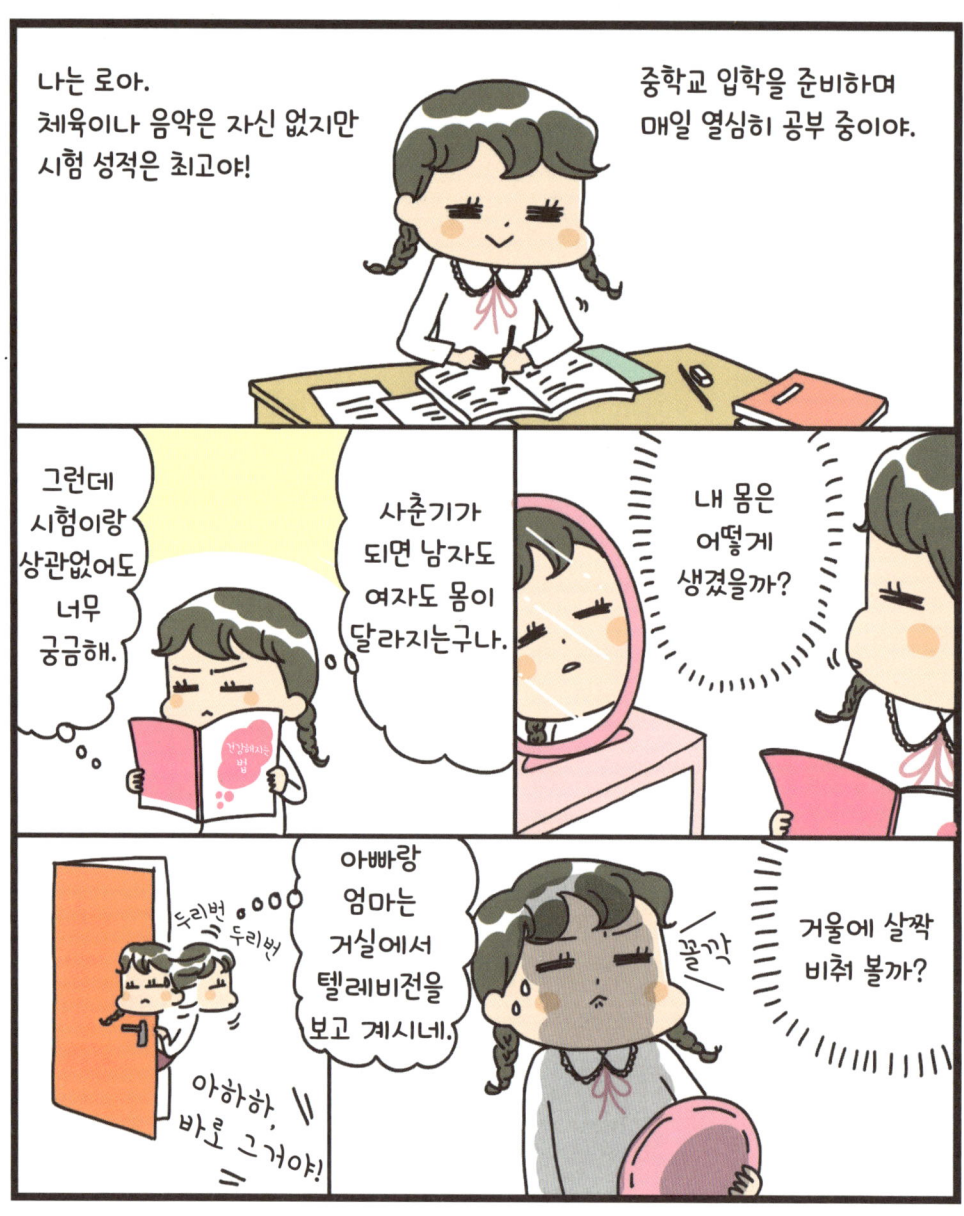

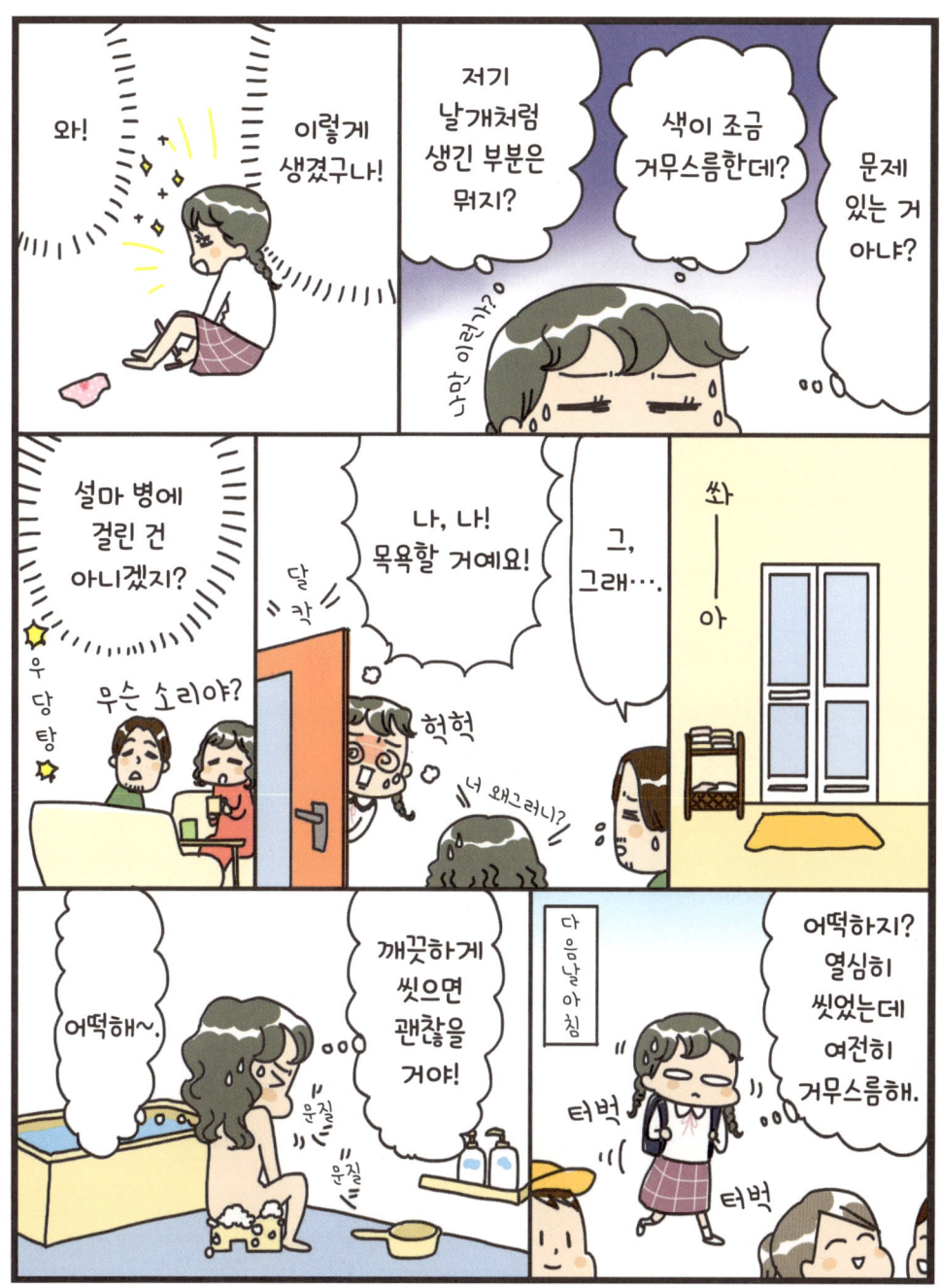

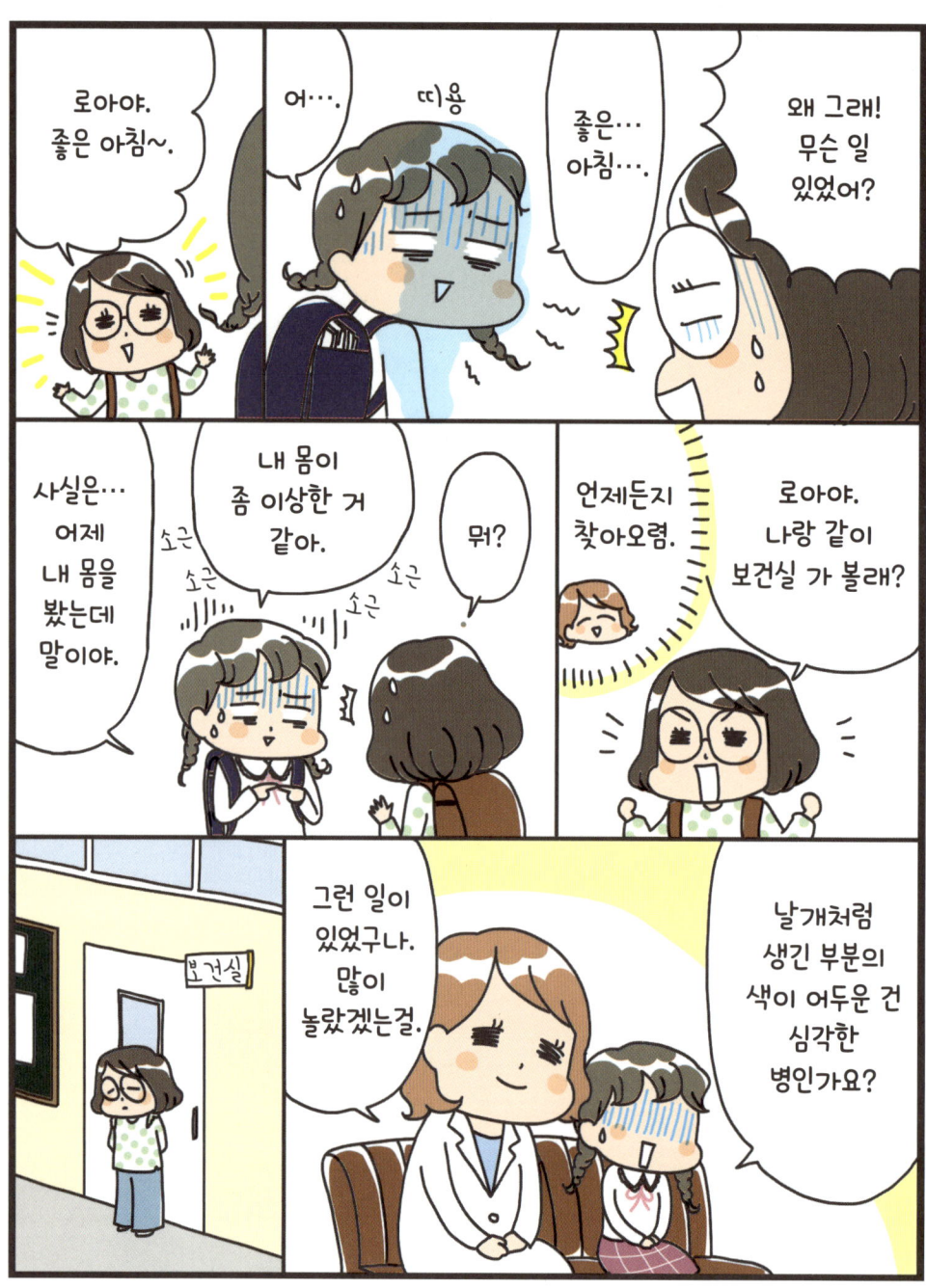

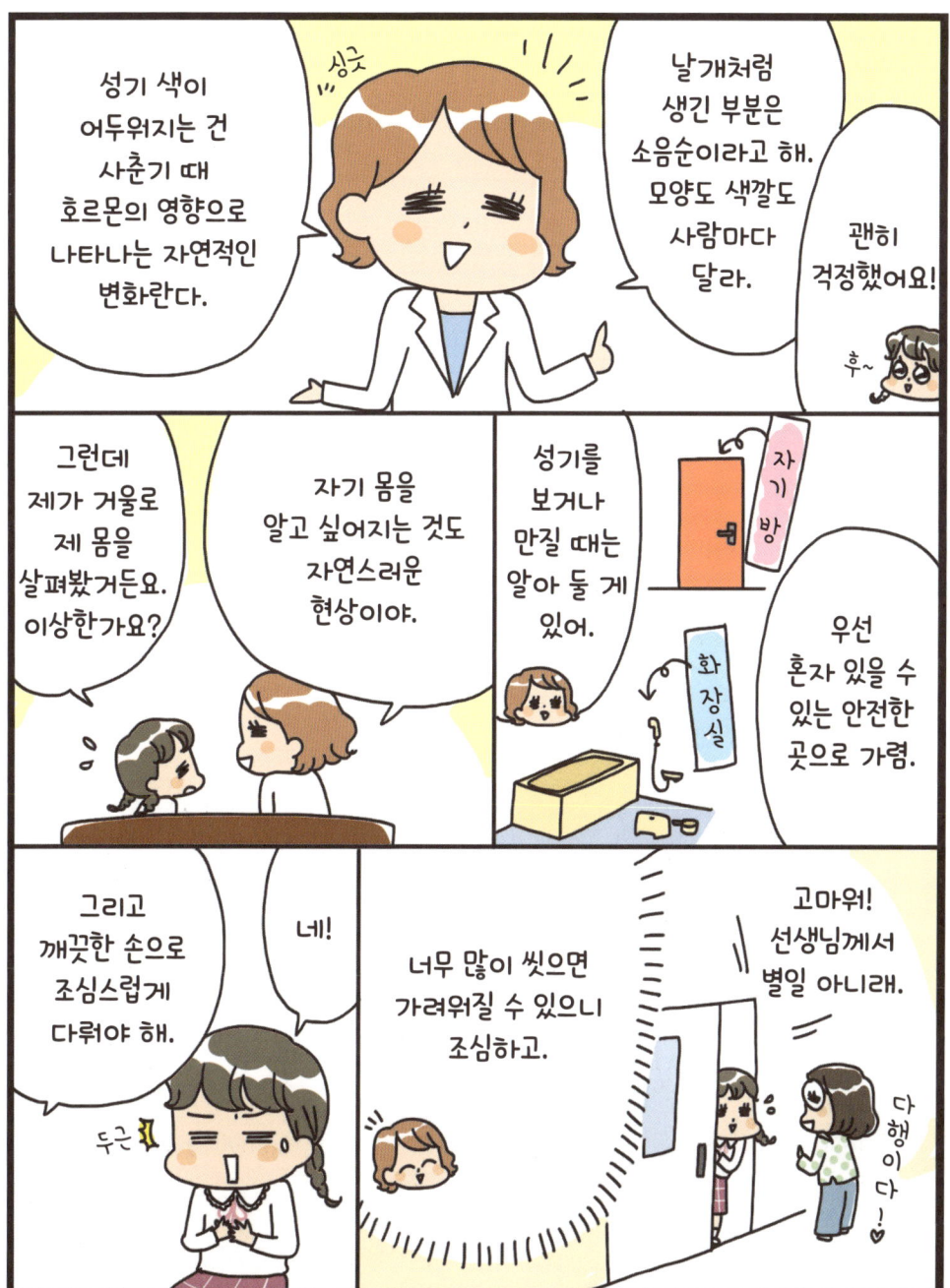

사춘기가 뭐예요?

몸과 마음에 변화가 생겨요

10~18세 무렵을 **사춘기**라고 해요. 아이에서 어른으로 성장하는 과정으로 **2차 성징**이라는 다양한 몸의 변화가 일어나요. '나는 누구일까?' 하는 **정체성**이 형성되면서 마음의 변화도 나타나지요. 부모님이나 어른에게 반항하고 싶어지고, 주변 시선이 신경 쓰여요. 화가 자주 나고 외로움을 느낄 수도 있지요. 이렇게 여러 변화를 겪으면서 어른이 된답니다.

남녀 모두의 몸에 나타나는 변화

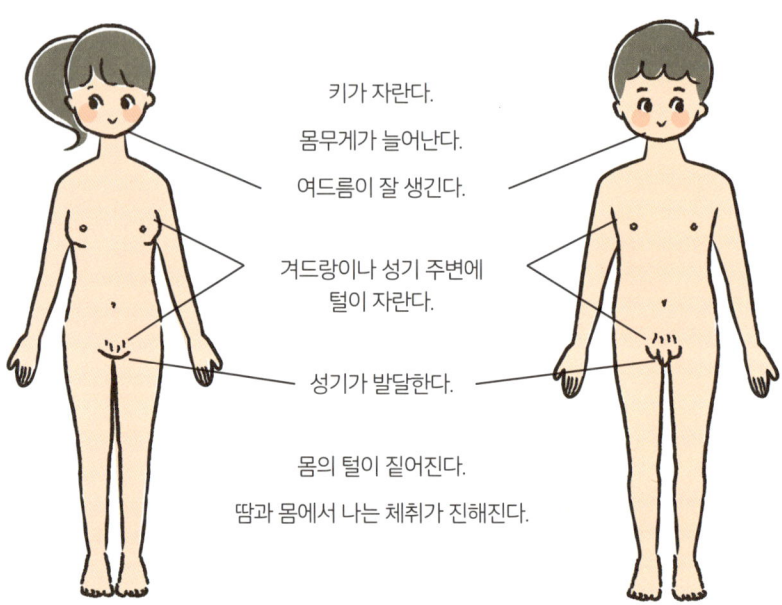

- 키가 자란다.
- 몸무게가 늘어난다.
- 여드름이 잘 생긴다.
- 겨드랑이나 성기 주변에 털이 자란다.
- 성기가 발달한다.
- 몸의 털이 짙어진다.
- 땀과 몸에서 나는 체취가 진해진다.

여자아이 몸에 나타나는 변화
가슴이 봉긋하게 부풀어 오른다. 허리가 잘록해진다. 몸이 둥글고 부드럽게 변한다. 생리가 나온다.

남자아이 몸에 나타나는 변화
수염이 자란다. 목울대가 튀어나온다. 목소리가 굵어진다. 어깨가 넓어진다. 탄탄한 체격이 된다.

※ 여자아이도 남자아이도 몸이 변화하는 시기와 정도는 사람마다 차이가 있어요.

몸에 대한 고민도 사람마다 제각각이에요

몸과 마음에 언제 어떤 변화가 일어날지는 사람마다 달라요. 미디어와 같은 외부 영향 때문에 '마른 몸이 예쁘다.', '키가 커야 멋지다.'라고 생각하는 친구도 있을 거예요. 하지만 몸에 대한 이미지와 어떤 몸을 멋있게 느끼는지는 각자 자기만의 기준이 있답니다. 몸의 콤플렉스와 고민도 사람마다 다양해요. '되고 싶은 몸'에 대해 분명한 기준을 갖고 있는 건 좋지만, 자기가 생각하는 몸의 이미지를 다른 사람에게 주장하거나 상대방의 몸에 대해 함부로 말하고, 외모를 놀리는 행동은 옳지 않아요.

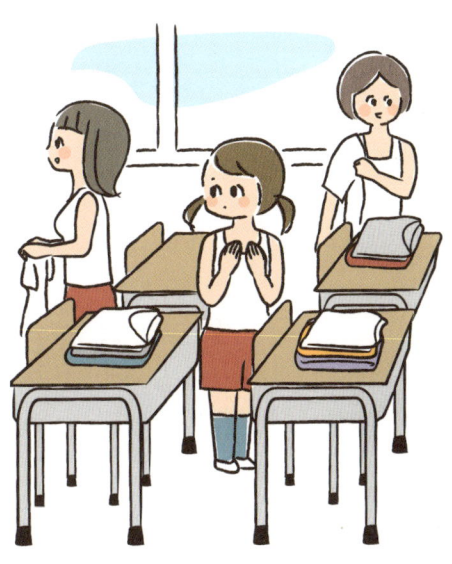

하루아침에 달라지는 친구도 있고, 아주 천천히 어른이 되는 친구도 있어요. 다른 사람과 비교하지 않아도 괜찮아요.

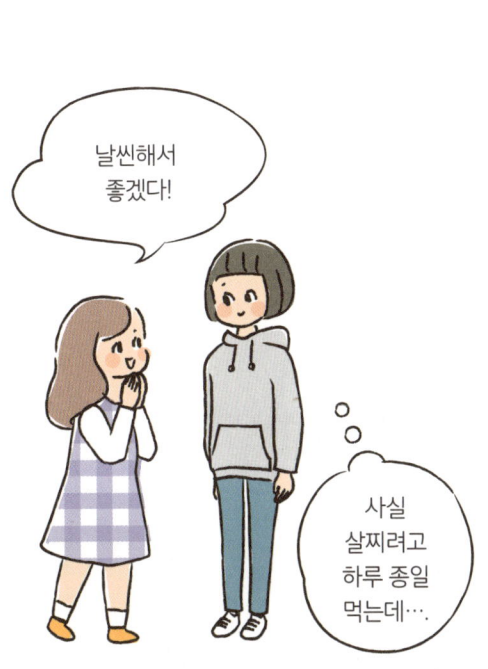

"키가 커서 좋겠다!", "발볼이 좁아서 예쁘다."라고 칭찬해도 정작 본인은 싫을 수도 있어요. 그러니 상대방의 겉모습을 화제로 삼으면 안 돼요.

사춘기에는 호르몬이 작용해요

호르몬 작용으로 변화가 일어나요

몸의 다양한 장기에 있는 내분비 세포는 호르몬을 만들어요. 호르몬은 눈에 보이지 않는 물질인데, 혈액 속에 들어 있어요. 피를 타고 온 몸을 여행하면서 여러 작용을 조절하지요. 사춘기에는 뇌의 시상하부와 뇌하수체에서 난소와 정소의 활동을 촉진하는 호르몬을 내보내요. 그러면 여자는 주로 난소에서 에스트로겐, 남자는 주로 정소에서 테스토스테론이라는 호르몬이 나와서 몸의 변화가 일어나요.

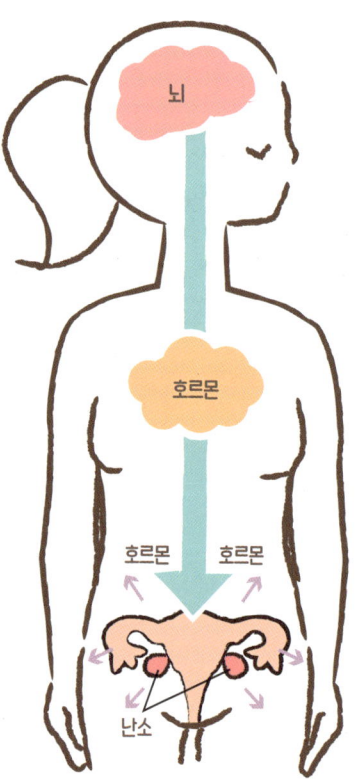
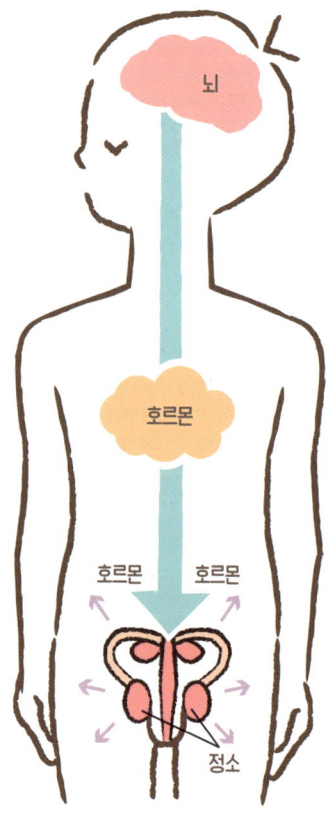

사춘기에는 기쁜 변화도 있지만, 반갑지 않은 변화도 찾아와요. 하지만 누구나 자기만의 속도로 점점 어른의 몸이 되어요.

생리가 나오면 키가 자라지 않나요?

여자아이의 몸은 '가슴이 커진다 → 성기 주변에 털이 자란다 → 키가 훌쩍 자란다 → 생리가 나온다'의 순서로 변화한다고 해요. 하지만 반드시 이 순서대로 진행된다고 단정할 수는 없어요. 초경을 시작하면 키가 크게 자랄 수 있는 시기가 지나서 별로 자라지 않는 아이도 있고, 초경과 상관없이 쑥쑥 자라는 아이도 있어요.

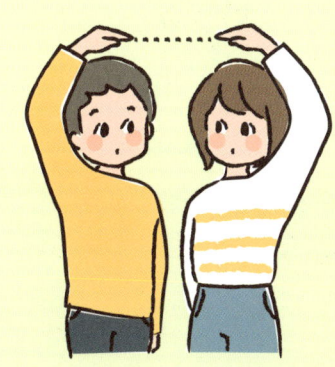

남자보다 여자가 성장이 빨라요?

남자아이의 몸은 '정소가 커진다 → 변성기가 시작된다 → 성기 주변에 털이 자란다 → 키가 훌쩍 큰다'의 순서로 변화한다고 해요. 일반적으로 사춘기의 변화는 남자보다 여자가 빨리 시작해요. 키가 가장 많이 크는 시기는 여자가 11세 정도, 남자는 13세 정도예요. 평균 신장은 초등학교 고학년까지는 여자가 크지만, 중학교 이후에는 남자가 더 커져요.

여자도 남성 호르몬이 나오나요?

난소에서 나오는 에스트로겐은 **여성 호르몬**, 정소에서 나오는 테스토스테론은 **남성 호르몬**이라고 해요. 그런데 실제로는 여자의 몸에서도 남성 호르몬이 만들어지고, 남자의 몸에서도 여성 호르몬이 만들어진답니다. 남성 호르몬은 피지 분비를 증가시키고, 근육과 뼈를 강하게 만들어요. 또한 성적인 욕구와 관심을 높이는 작용을 해요. (78쪽 내용을 참고하세요.)

사정이 뭐예요?

성기 끝에서 정자가 들어 있는 액체가 나와요

사춘기가 되면 남자아이의 몸은 **사정**을 해요. 아침에 일어날 때 등 음경이 크고 단단해지면서 위쪽을 향해 꼿꼿하게 서는 **발기**는 사춘기보다 더 어릴 때부터 나타나기도 해요. 하지만 발기한 음경 끝에서 **정자**가 들어 있는 액체인 **정액**이 나오는 사정은 대부분 10세부터 18세 무렵에 일어나지요. 사정은 미래에 아기를 만들 수 있도록 몸에 일어나는 변화예요.

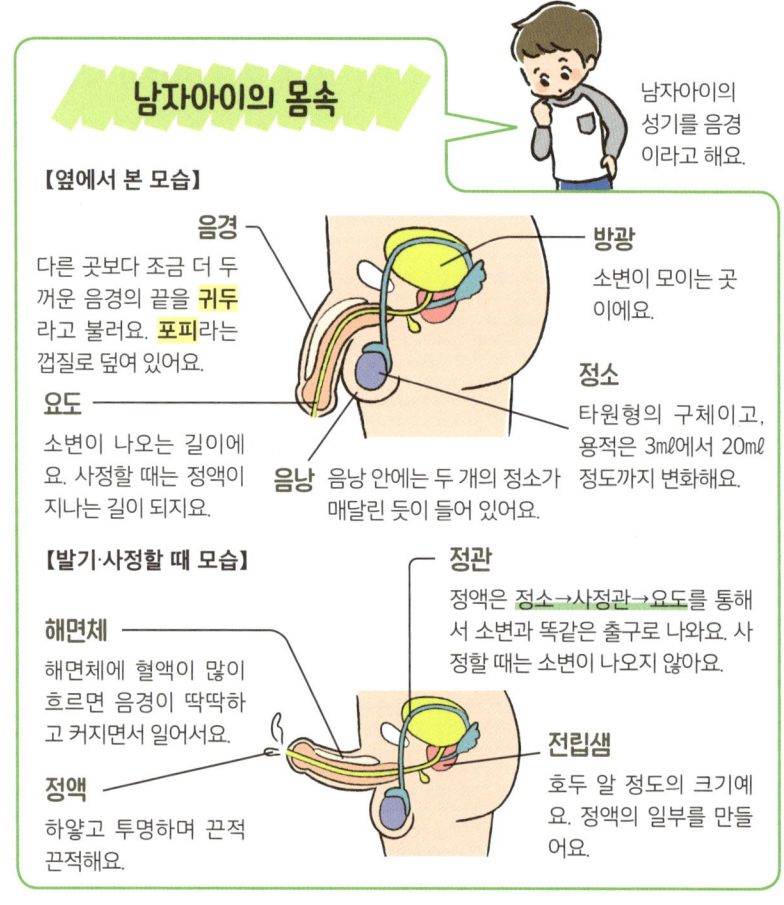

남자아이의 몸속

남자아이의 성기를 음경이라고 해요.

【옆에서 본 모습】

음경 다른 곳보다 조금 더 두꺼운 음경의 끝을 **귀두**라고 불러요. **포피**라는 껍질로 덮여 있어요.

요도 소변이 나오는 길이에요. 사정할 때는 정액이 지나는 길이 되지요.

음낭 음낭 안에는 두 개의 정소가 매달린 듯이 들어 있어요.

방광 소변이 모이는 곳이에요.

정소 타원형의 구체이고, 용적은 3㎖에서 20㎖ 정도까지 변화해요.

【발기·사정할 때 모습】

해면체 해면체에 혈액이 많이 흐르면 음경이 딱딱하고 커지면서 일어서요.

정액 하얗고 투명하며 끈적끈적해요.

정관 정액은 정소→사정관→요도를 통해서 소변과 똑같은 출구로 나와요. 사정할 때는 소변이 나오지 않아요.

전립샘 호두 알 정도의 크기예요. 정액의 일부를 만들어요.

남자아이와 여자아이의 변화에 대해서 올바른 성 지식을 알면, 자신은 물론 다른 사람도 존중하고 아낄 수 있는 힘을 갖게 돼요.

첫 사정은 언제 하나요?

첫 생리가 언제 시작될지 모르듯이 첫 사정도 언제 일어날지 알 수 없어요. 어느 날 아침에 일어났더니 팬티가 젖어 있어서 "자는 사이에 오줌 쌌나 봐!"라고 놀라는 경우도 있어요. 이렇게 푹 잠든 사이에 자기도 모르게 사정하는 것을 **몽정**이라고 해요.

2장 몸과 마음의 변화

발기와 사정은 어떤 느낌이에요?

발기와 사정은 남자의 몸에 일어나는 자연스러운 현상이에요. 눈이나 귀에 성적인 자극을 받거나, 성적인 장면을 상상하거나, 스스로 음경을 만지면 뇌에서 눈에는 보이지 않는 신호가 나와서 해면체에 피가 많이 흐르게 되고 음경이 발기해요. 사정하면 기분이 좋고, 강한 쾌감을 느끼는 경우도 있어요.

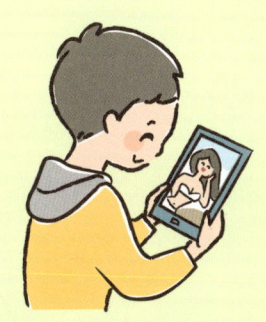

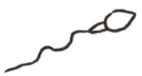

정자

올챙이처럼 생겼고, 길이는 0.06㎜ 정도예요. 정자는 아기의 씨앗이 돼요.

사정을 하지 않으면 어떻게 되나요?

한 번 사정할 때 나오는 정액의 양은 2~5㎖ 정도예요. 정액 1㎖에는 1,500만~1억 마리 정도의 정자가 들어 있어요. 정자는 정소에서 매일 만들어지는데, 사정하지 않은 정자는 자연적으로 몸에 흡수되기 때문에 반드시 사정을 해야 하는 것은 아니에요.

성기는 어떻게 생겼어요?

성기 모양은 사람마다 달라요

여자아이와 남자아이의 몸으로 각자 달라지는 과정을 **성분화**라고 해요. 부모님에게 물려받은 염색체와 다양한 유전자에 따라 생식샘이 정소나 난소로 바뀌면서 **내성기**(몸속의 성기)와 **외성기**(몸 밖의 성기)가 만들어져요. 이 과정은 엄마 뱃속에 있을 때 일어난답니다. 사춘기가 되면 성기가 발달하고 크기가 커지면서 볼륨감이 드러나거나, 색이 검게 짙어지는 변화가 생겨요.

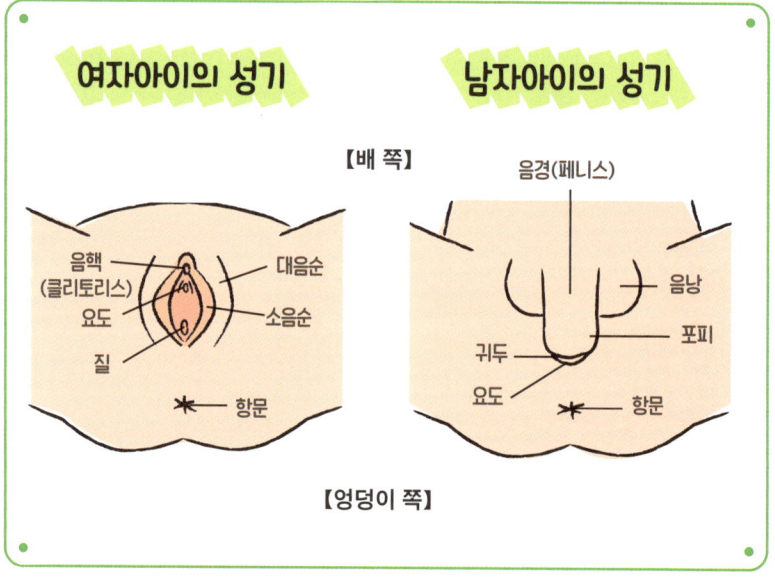

성기의 생김새나 크기, 색, 형태 등은 사람마다 달라요.

씻는 방법

여자아이

1. 손가락 안쪽을 사용해서 비누 거품이나 보디 샴푸로 성기 표면을 부드럽게 씻어요.
2. 소음순, 대음순 등 주름진 부분은 이물질이 끼기 쉬우니 정성스럽게 씻어 주세요.
3. 약한 수압으로 조심히 씻어요.

※ 질 안에는 자연적으로 깨끗함을 유지하는 작용이 있어서, 손가락을 넣어서 씻을 필요는 없어요.

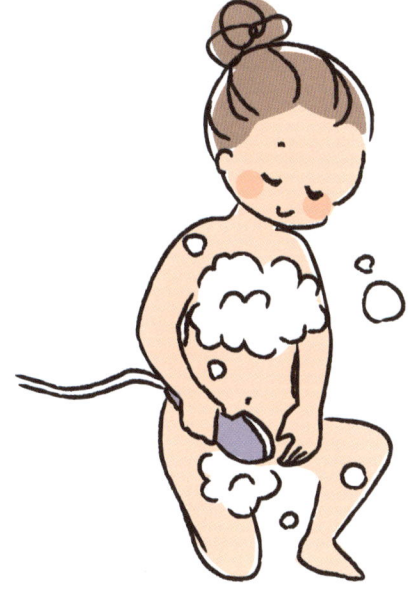

살짝 무릎을 구부리면 씻을 때 편해요.

남자아이

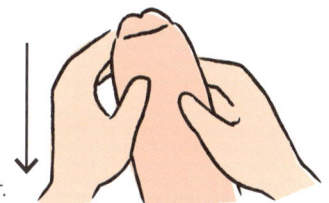

포피를 뒤집는다.

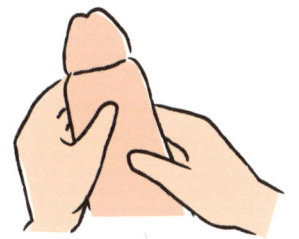

귀두가 보인다.

1. 손가락 안쪽을 사용하고, 비누 거품이나 보디 샴푸로 성기 표면을 부드럽게 씻어요.
2. 음경을 감싸고 있는 껍질(포피) 속에는 이물질이 끼기 쉽기 때문에 껍질을 벗겨지는 부분까지 뒤집고 몸 안쪽 방향으로 씻어요.
3. 약한 수압으로 조심스럽게 씻어요.

※ 다 씻은 뒤에는 뒤집은 포피를 반드시 원래대로 돌려놓으세요.

프라이빗 존이 뭐예요?

나만의 소중한 부분이에요

성기, 엉덩이, 가슴, 입은 성과 관련된 부위이고, 몸에서 특히 중요한 부분이에요. 프라이빗 존이라고 부르지요. 내 몸은 나만의 것이에요. 내 프라이빗 존을 보고 만질 수 있는 사람은 기본적으로 나뿐이에요. 사춘기 때 프라이빗 존에 호기심이 생기는 것은 자연스러운 현상이에요. 어떤 모습인지 궁금하면 거울을 이용해서 자기 몸을 살펴봐도 좋아요.

프라이빗 존

- 입
- 가슴
- 성기
- 엉덩이

프라이빗 존은 나만의 소중한 부분이에요. 그러니 모두 들을 수 있을 정도로 프라이빗 존에 대해 떠들거나, 다른 사람의 프라이빗 존을 뚫어지게 바라보거나, 멋대로 만지거나, 사진과 동영상을 촬영하면 절대 안 돼요.
(150쪽 내용을 참고하세요.)

자위는 자연스러운 일이에요

자기 성기와 몸을 만지며 기분이 좋아지는 행동을 **자위**라고 불러요. 영어로는 마스터베이션이나 셀프 플레저라고 부르기도 해요. 성적인 관심이나 욕구는 성별을 불문하고 누구에게나 있어요. 당연히 잘못된 행동이 아니고 부끄러워할 일도 아니죠. 자위를 하면 내 몸과 마음을 잘 알게 되고, 안도감과 만족감을 느끼기도 해요. 성욕이 해소되며 기분 전환을 할 수도 있어요. 자위를 할 것인지는 스스로 결정해야 해요. 매일 하는 사람도 있고 전혀 하지 않는 사람도 있답니다.

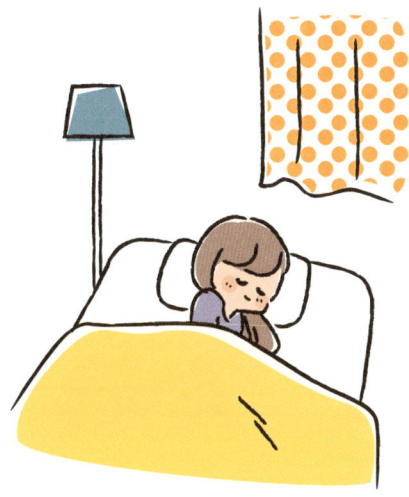

'자위를 하면 머리가 나빠진다.'라는 소문은 잘못된 정보예요. 하지만 공부 시간에 방해를 받을 정도로 자위를 하는 건 바람직하지 않아요.

청결하고 부드럽게

몸을 만질 때는 손을 깨끗이 씻고 어루만지듯이 부드럽게 해야 해요. 특히 성기는 예민한 부위이니 청결하게 관리하세요.

안전한 장소에서

자위는 개인적인 행동이니 혼자 있는 방처럼 아무도 볼 수 없는 안전한 곳에서 해야 해요.

성기에 대한 고민이 있어요!

궁금해요

성기와 그 주변은 민감해요.
다른 사람에게 물어보기 어려운 고민도 많은 부위예요.

성기의 양쪽 날개 크기가 달라요

거울로 성기를 살펴봤더니 너울너울한 게 붙어 있어요! 왼쪽과 오른쪽의 크기가 다른데 이상한 건가요?

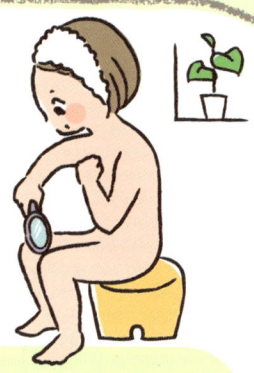

대음순과 **소음순**이라는 날개처럼 생긴 부분은 소변의 출구와 질을 보호하는 역할을 해요. 크기와 모양, 색깔은 사람마다 다르답니다. 펄럭거리고, 양쪽 모양이 다르고, 다리를 벌릴 때 아래로 늘어지는 것은 이상한 일이 아니에요. 사춘기가 되면 소음순이 커지고 거무스름하게 변하는 변화가 생겨요. "소음순이 크고 검은 사람은 성 경험이 많다."라는 말은 헛소문이에요.

여자는 고추가 없나요?

남자는 고추가 있는데 왜 여자는 없을까요?

여자에게도 고추(음경)와 똑같은 역할을 하는 부분이 있어요. 바로 **음핵(클리토리스)**이에요. 원래 남녀 모두 똑같은 모양이었던 태아의 외성기가 성분화를 거치며 남자는 음경, 여자는 음핵으로 완성된답니다. 그래서 음핵은 음경처럼 포피로 덮여 있고, 성적인 자극에 민감하며, 쾌감을 느끼면 피가 많이 흘러들어 발기하며 커져요. (60쪽 내용을 참고하세요.)

냉이 줄줄 흐르고, 너무 가려워요!

다리 사이가 너무 가려운데 병에 걸린 것 같아 걱정되고 불안해요.

질 안에는 자연적으로 깨끗한 환경을 유지하는 작용이 있어요. 하지만 스트레스와 피로가 쌓이거나 항생제를 복용할 때처럼 면역력이 약해지면 가렵고 냄새가 나기도 해요. 특히 **질염**은 사춘기에도 생기기 쉬운데, 몹시 가렵고 치즈나 요구르트 같은 냉이 나와요. 자연적으로 치유되기도 하지만 바르는 약이나 질에 넣는 약(질정)도 있으니, 괴로울 때는 가까운 어른이나 산부인과, 약국을 찾아가 상담해 보세요.

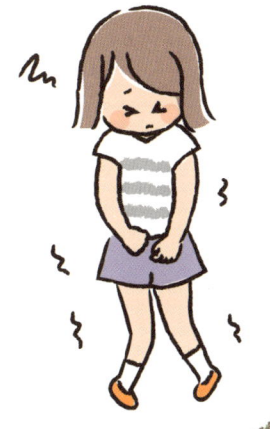

'포경'이 뭐예요?

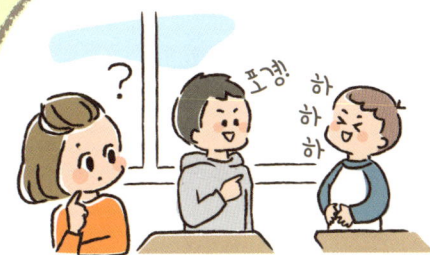

같은 반 남자아이들이 쉬는 시간에 "포경!"이라고 외치며 시끌벅적하게 떠들었어요. 그게 뭘까요?

음경의 포피가 완전히 벗겨지지 않은 상태를 **진성 포경**이라고 해요. 그런데 성기를 씻을 때 포피를 조금씩 내릴 수 있고, 사춘기 때 음경이 커진 뒤 평소에는 껍질이 끝까지 덮여 있지만 발기하거나 손으로 내리면 뒤집어지기도 해요. (61쪽 내용을 참고하세요.) 이것을 **가성 포경**이라고 해요. 많은 남성들이 가성 포경이에요. 부끄러운 현상이 아니고, 의학적으로 수술이 필요한 일도 거의 없어요. 음경에 대한 고민은 사람마다 다르기 때문에 웃으면서 놀림거리로 삼으면 안 되겠지요. 만약 어른이 되어서도 포피가 전혀 뒤집어지지 않으면 비뇨기과에 가서 상담해 보세요.

브래지어를 해야 할까요?

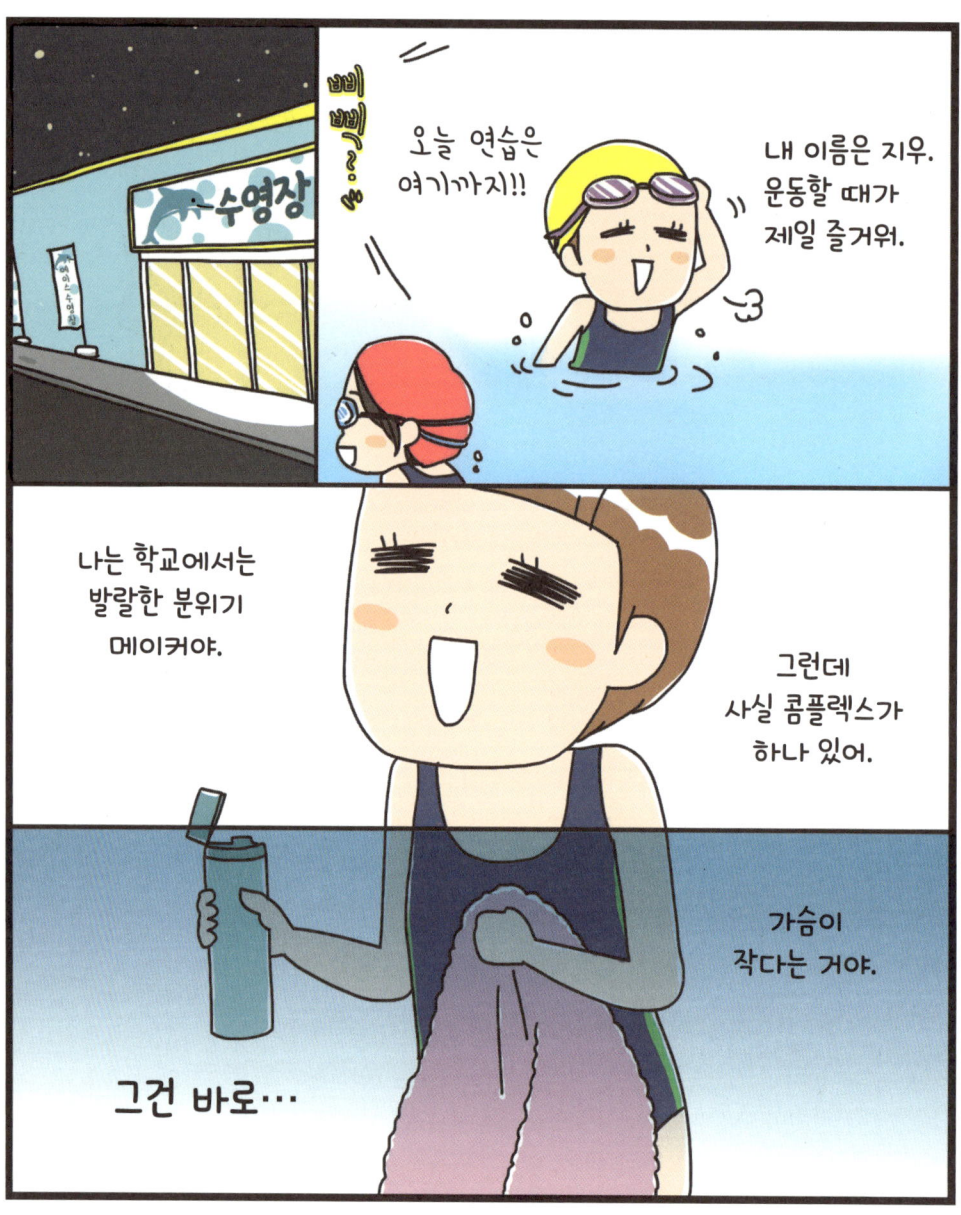

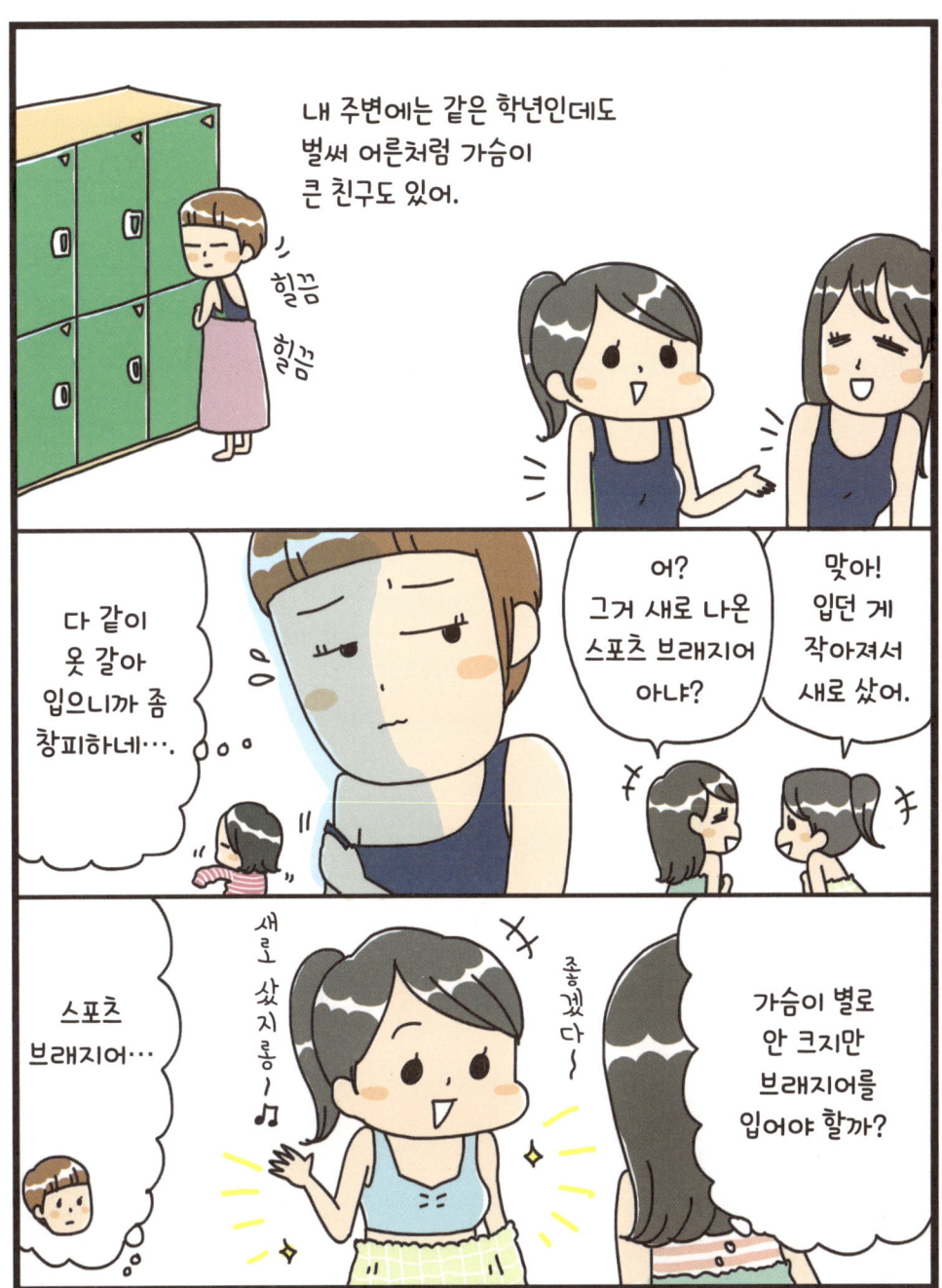

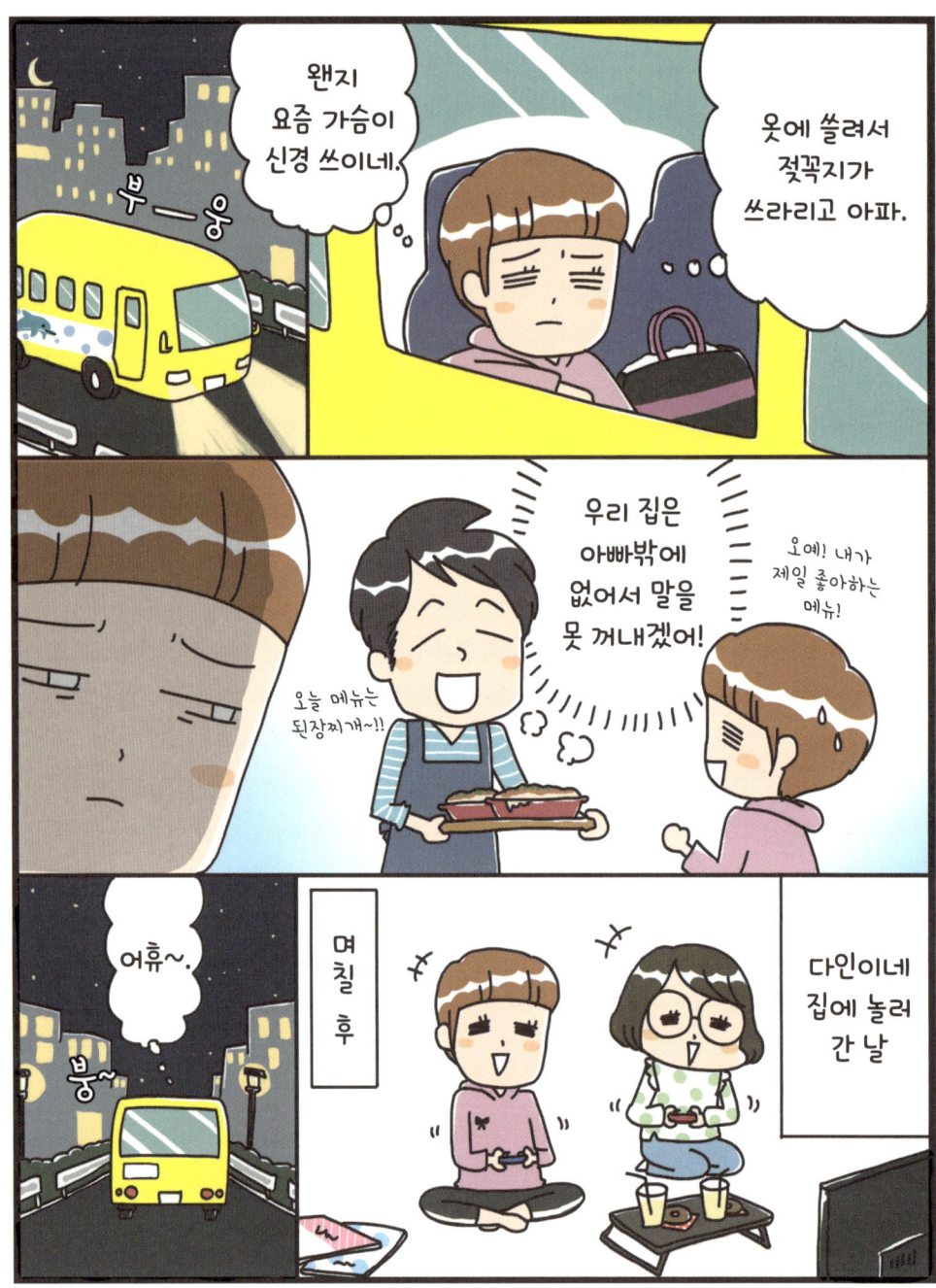

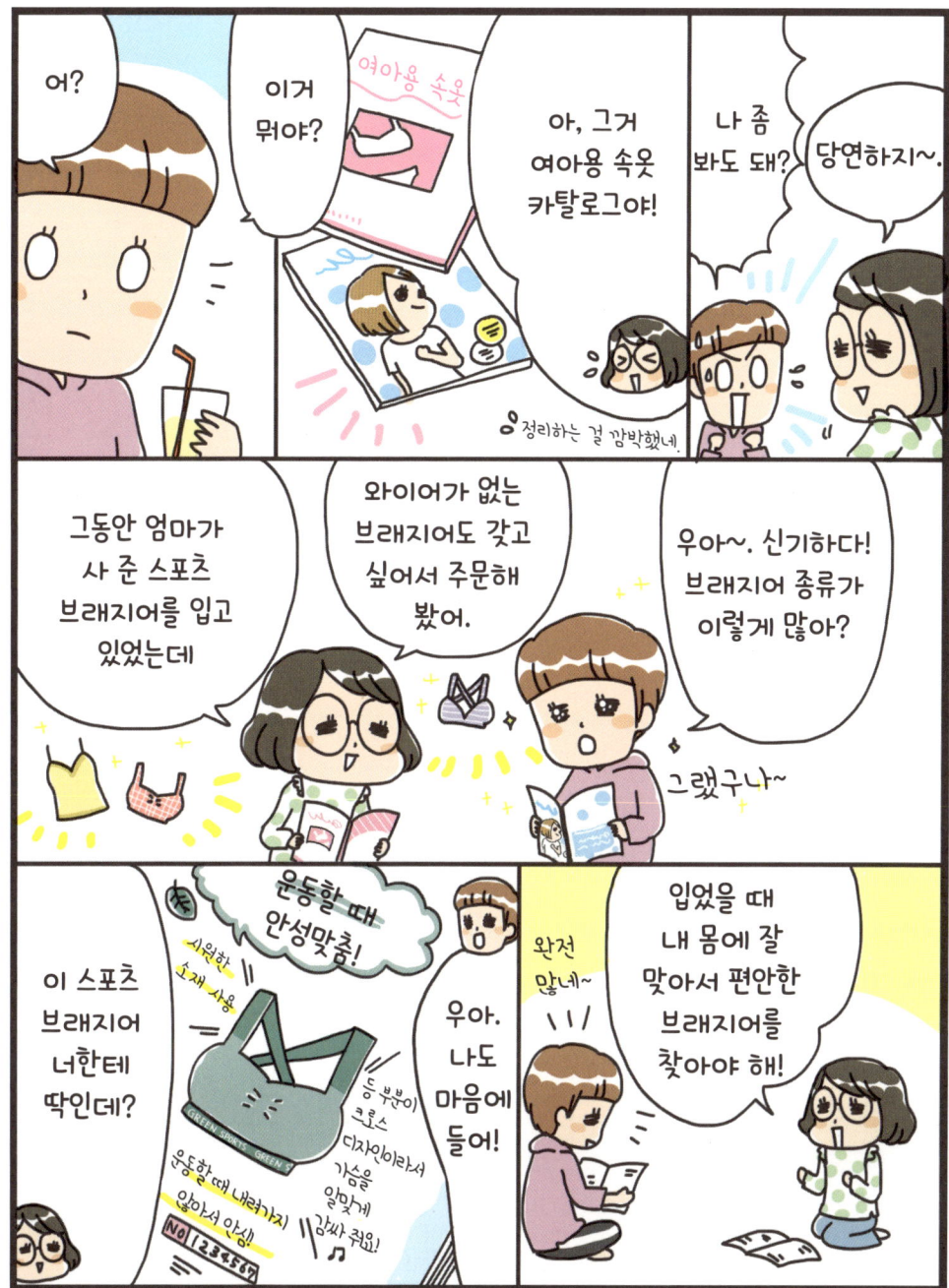

가슴이 점점 커져요

가슴 속에는 모유를 만드는 유선이 있어요

사춘기에는 여러 호르몬의 작용으로 유선(젖샘)이 발달하고 유두(젖꼭지)와 유방(가슴)이 부풀어요. 색소가 진해져서 유두나 유륜의 색이 어두워지는 변화도 생겨요. 이런 변화는 9~10세 정도부터 나타난다고 해요. 어떻게 달라지는지는 개인차가 커요. 유방, 유두, 유륜의 모양과 크기, 색, 양쪽 차이가 있는지 등의 특징은 사람마다 다르지요. 가슴 크기는 유전적인 영향도 받지만, 반드시 부모님과 닮는다고 할 수는 없어요.

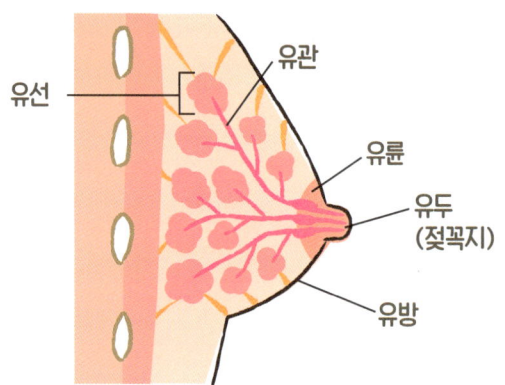

임신하면 유선이 더욱 발달해서 출산 후에는 모유가 만들어져요. 아기가 젖꼭지를 빨면 모유가 나와요.

가슴은 어떤 모습으로 커질까요?

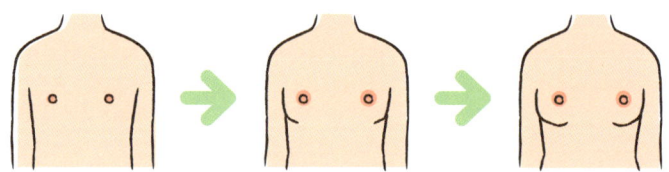

유두만 튀어나와요.

유두와 유방이 조금 부풀어 오르고 유륜이 커져요.

유두와 유륜이 튀어 나와요. 가슴이 더욱 부풀어 올라요. 부풀었던 유륜이 가라앉아요.

브래지어를 입어 보세요

젖꼭지와 가슴이 부풀면 옷에 쓸려서 아프고, '옷 밖으로 비쳐 보이면 어쩌지?' 하고 걱정할 수도 있어요. 그럴 땐 속옷을 입으세요. 브래지어나 브라 패드가 달린 속옷은 가슴을 잘 감싸서 보호해 준답니다. 속옷을 고를 땐 안심하고 편하게 지낼 수 있는지 생각해야 해요. 몸의 윤곽을 예쁘게 드러내기 위해서, 패션 아이템으로 가슴 전용 속옷을 입는 사람도 있을 거예요. 하지만 '모두 입으니까 나도 입어야겠지.' 하면서 고민하지 말고, 스스로 결정해서 입는 게 좋아요.

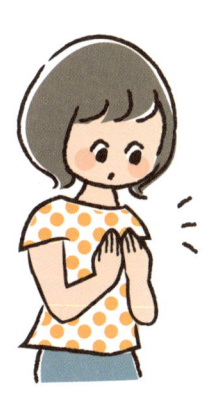

가슴이 신경 쓰인다.
가슴이 찌릿찌릿하다.
체육복을 입으면 젖꼭지가 비친다.
뛸 때 가슴이 흔들려서 아프다.
옷에 젖꼭지가 쓸린다.

가족에게 말하지 못할 때

가슴이 커져서 더 편하게 지내려고 브래지어를 입는 건 자연스러운 일이에요. 부끄러워하지 마세요. 만약 가족에게 말을 꺼내기 어렵거나 브래지어를 못 사서 곤란할 때는 보건 선생님처럼 편한 어른에게 상담해 보세요.

가슴에서 멍울이 만져질 때

유선이 발달할 때 멍울이 생겨서 딱딱하게 만져지는 경우가 있어요. 사춘기에 생기는 가슴 멍울은 유방암이 아니고 대부분 아무 문제없으니 걱정하지 마세요. 만약에 멍울이 점점 자라거나 유두에서 피가 나올 때는 유방외과를 찾아 검사를 받아 보세요.

브래지어는 어떻게 골라요?

브래지어 종류는 여러 가지예요!
내 몸에 편한 제품을 골라요

브래지어의 모양, 소재, 색깔, 사이즈는 다양해요. 가슴을 감싸는 컵에 가슴을 지탱하는 와이어가 들어 있는 제품도 있고, 와이어가 없는 제품도 있어요. 가슴이 커 보이는 제품도 있고, 작아 보이는 제품도 있답니다. 브래지어가 아니라 소매가 없고 길이가 긴 캐미솔이나 민소매 형태의 탱크톱에 패드가 붙어 있는 속옷 등 종류가 많아요. 취향대로 즐겁게 골라 보세요.

처음 입는 시기는 스스로 결정해요

브래지어를 처음 입는 나이는 정해져 있지 않아요. 가슴이 부풀기 시작할 무렵이 기준이 될 수 있지만, 입고 싶을 때 시도해도 괜찮아요.

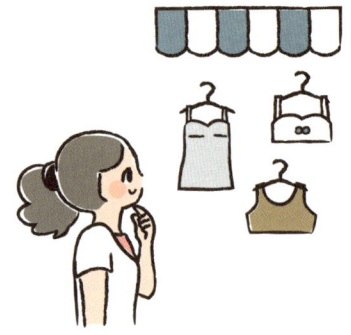

내 몸에 맞는 제품을 고르세요

사이즈가 자기 몸에 맞지 않으면, 움직일 때마다 비뚤어지거나 꽉 조이기도 해요. 직접 입어 보고 고르면 가장 좋지만 어렵다면 부모님께 도움을 요청하세요.

생리 전에는 가슴이 붓고 아프기도 해요

생리 전에는 호르몬의 영향으로 가슴에 수분이 차서 붓기도 하고, 커진 듯이 느껴지거나 통증이 생기기도 해요. 이 시기에는 브래지어가 답답할 수도 있으니 착용할 때 알아 두면 도움이 될 거예요.

브래지어 종류

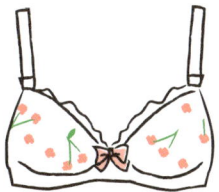
와이어 브래지어
브래지어 컵 밑부분에 와이어가 들어 있어서 가슴 아래부터 겨드랑이까지 확실하게 지탱해요.

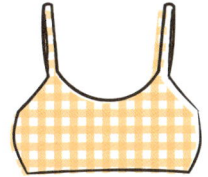
노와이어 브래지어
컵에 와이어가 들어 있지 않아서 부드럽고 착용감이 편안해요.

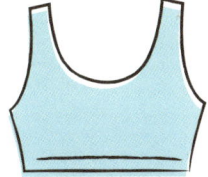
하프 톱 브래지어
탱크톱처럼 생긴 속옷이에요. 스포츠 브래지어라고 부르기도 해요. 몸을 잘 잡아 줘서 활동하기 편해요.

사이즈 표시

밑가슴 둘레	70
윗가슴 둘레	80
	A70

윗가슴과 밑가슴의 둘레 차이가 컵 크기를 결정해요. 10㎝ 차이는 A컵, 13㎝는 B컵과 같이 알파벳순으로 컵 사이즈가 커져요.

가슴의 가장 높은 지점이 윗가슴, 가슴 아래의 볼륨이 끝나는 지점이 밑가슴이에요. 등을 쭉 펴고 줄자를 바닥과 평행하게 둘러서 재 보세요.

브래지어 구입 방법

브래지어는 백화점이나 마트의 속옷 코너, 인터넷 쇼핑몰 등 다양한 방법으로 살 수 있어요. 가격은 5,000원 정도부터 10,000원이 넘는 제품까지 다양해요. 점원이 상담해 주고 직접 입어 볼 수 있는 매장도 있어요.

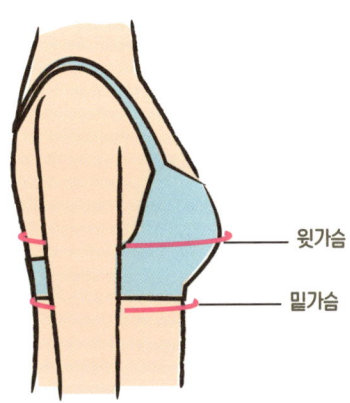

가슴에 대한 고민이 있어요!

궁금해요

가슴 크기부터 브래지어 선택까지 고민이 많죠?
함께 궁금증을 해결해 보아요.

작은 가슴이 콤플렉스예요

주변 친구들은 가슴이 커서 어른스러운데 나만 납작해요.

큰 가슴이 좋다고 생각하는 사람도 있지만, 사람의 가치는 가슴 크기처럼 겉모습으로 결정되지 않아요. 여러분의 몸은 무엇과도 바꿀 수 없을 만큼 소중해요. 몸에 대한 생각은 사람마다 달라서 '큰 가슴이 콤플렉스예요.', '작은 가슴이 더 예뻐요.' 등 선호하는 신체상이 각양각색이랍니다. 그리고 가슴이 납작해도 아기에게 충분한 모유를 줄 수 있어요.

젖꼭지가 검은색이에요

젖꼭지가 분홍색인 친구도 있는데 왜 내 젖꼭지는 검은색일까요?

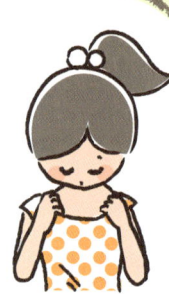

멜라닌이라는 피부 색소의 영향으로 유두와 유륜의 색이 결정돼요. 피부색처럼 저마다 다르지요. 사춘기나 임신, 아기에게 모유를 먹이는 시기에는 호르몬 때문에 유두와 유륜의 색이 검은 빛깔을 띠는 변화가 생겨요. 거무스름해지는 변화는 성기의 소음순에서도 볼 수 있어요. 바르면 젖꼭지 색이 밝아진다며 광고하는 미용 크림도 있지만, 의학적으로 효과가 확인된 제품은 없으니 주의하세요.

나이트 브라를 착용하면 더 좋을까요?

수면용 브래지어를 착용하면 좋다는데, 진짜일까요?

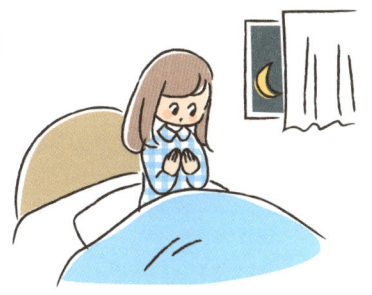

밤에 잘 때 꼭 브래지어를 입어야 하는 건 아니에요. 입지 않아야 편한 사람은 입지 않아도 좋고, 나이트 브라라고 불리는 부드러운 소재의 브래지어나 패드가 달린 속옷을 입어야 더 편한 사람은 입으면 되지요. 나이트 브라는 가슴 성장에 직접적으로 영향을 미치지 않기 때문에 "나이트 브라를 입으면 가슴이 커진다."라는 말은 근거 없는 소문이에요.

엄마에게 유방암 병력이 있어요

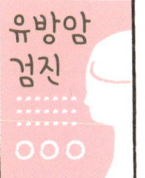
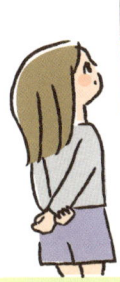

나도 어른이 되면 유방암에 걸릴까 봐 불안해요.

유방암은 여성에게 나타나는 암 중 가장 흔해요. 우리나라에서는 매년 약 2~3만 명 정도의 환자가 발생하고 있어요. 혈연관계인 가족 중에 유방암 환자가 있으면 유방암에 더 걸리기 쉽다고 하는데, 유전뿐 아니라 호르몬이나 식생활 등 여러 가지 원인이 있어요. 가슴에 딱딱한 멍울이 생겨서 발병 사실을 알게 되기도 하지만, 조기에 발견하기 위해 40세 이상 여성이라면 정기적인 **유방암 검진**을 받는 것을 추천해요. (사춘기 때 생기는 가슴 멍울은 71쪽 내용을 참고하세요.)

2장 몸과 마음의 변화

몸에 자라는 털이 신경 쓰여요

털은 왜 자랄까요?

몸에 자라는 털은 추위로부터 몸을 지키는 보온 기능과 외부 자극을 약화시키는 쿠션 기능 등 중요한 역할을 해요. 사춘기에는 남녀 모두 겨드랑이와 성기 주변에 털이 자라요. 남자아이는 수염과 가슴털도 자라지요. 이러한 털은 **성모**라고 하는데, 털이 두껍고 **아포크린땀샘**이 있어서 냄새가 나는 특징이 있어요. 털의 숱이나 체취는 사람마다 달라요.

털은 어떤 역할을 할까요?

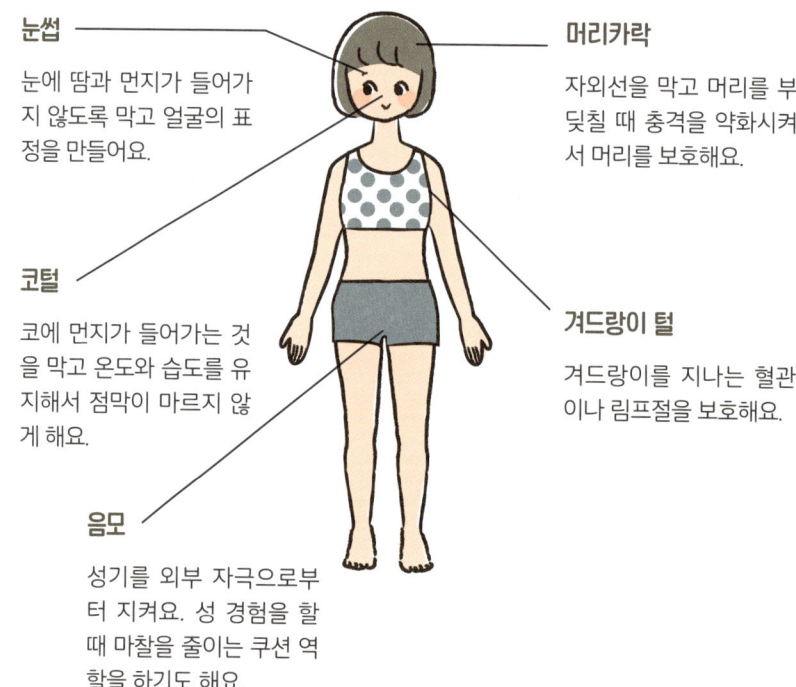

눈썹
눈에 땀과 먼지가 들어가지 않도록 막고 얼굴의 표정을 만들어요.

코털
코에 먼지가 들어가는 것을 막고 온도와 습도를 유지해서 점막이 마르지 않게 해요.

음모
성기를 외부 자극으로부터 지켜요. 성 경험을 할 때 마찰을 줄이는 쿠션 역할을 하기도 해요.

머리카락
자외선을 막고 머리를 부딪칠 때 충격을 약화시켜서 머리를 보호해요.

겨드랑이 털
겨드랑이를 지나는 혈관이나 림프절을 보호해요.

털을 없애고 싶어요

사춘기에는 팔이나 다리에 자란 솜털이 진해져요. 몸의 털은 저마다 역할이 있어서 그대로 내버려 두어도 괜찮아요. 하지만 털이 없어야 예쁘다고 느껴서 미용을 목적으로 털을 없애고 싶은 사람도 있겠지요. 그런 경우는 털을 뽑거나, 면도기로 깎거나, 전기면도기를 사용하거나 제모 크림을 쓰는 등 여러 방법이 있어요. 제모 상태를 잘 관찰하면서 조금씩 시도해 보세요. 털과 피부 때문에 고민이 있을 때는 피부과를 방문해도 좋아요.

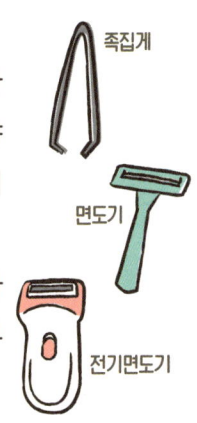
족집게
면도기
전기면도기

> 피부 자극을 줄이기 위해서 쉐이빙 로션이나 크림을 바른 뒤 털의 결을 따라 면도기를 대고 부드럽게 움직여요. 면도기를 습기가 많은 욕실에 보관할 때는 잘 관리하지 않으면 곰팡이가 생기기 쉬우니 주의하세요.

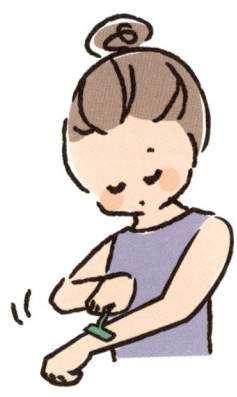

피부가 빨개지고 아프거나 모공이 따끔거릴 때는 염증이 생겼다는 뜻이에요. 이럴 때는 덧나지 않도록 제모를 멈춰야 해요.

레이저 제모와 광선 제모가 뭐예요?

병원에서 의사가 시술하는 의료용 레이저 제모는 털이 자라는 조직을 부수는 방식이에요. 몇 개월 간격으로 여러 번 반복하면 점점 털이 자라지 않게 되어서 영구 제모라고 부르기도 해요. 피부 관리 전문 업체에서 주로 시술하는 광선 제모는 출력이 낮아서 레이저 제모보다 덜 아프고 저렴하지만 효과는 일시적이라고 해요. 제모 때문에 피부 트러블이 생기기도 하니 제모를 받을 땐 꼭 깊이 생각해 보고 결정하세요.

여드름이 자꾸 나요

여드름은 왜 생길까요?

여드름은 청소년의 90% 이상이 경험하는 매우 흔한 피부병이에요. 주로 얼굴, 등, 가슴 등에 생기는데 생기는 시기나 심각한 정도는 개인 차가 커요. 특히 남성 호르몬은 여드름의 원인 중 하나인 피지 분비를 증가시키기 때문에 남성 호르몬이 많아지는 사춘기에는 남녀 모두 여드름이 잘 생길 수밖에 없어요. 고등학생 무렵에 악화되고 어른이 되면 좋아지는 경우가 많지만, 계속 생기기도 해요.

여드름이 생기는 과정

피지선에서 분비된 피지는 모공을 통해 밖으로 나오고, 피부 표면에 퍼져서 피부 보습을 지켜요.

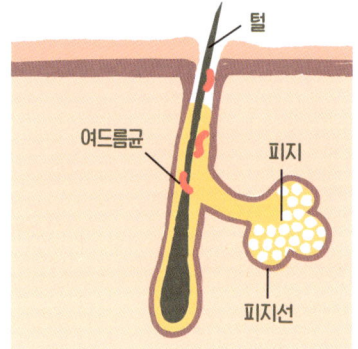

피지 분비가 많아져서 모공에 피지가 쌓이면, 모공 속 여드름균이 증가하며 염증을 일으켜요. 이 염증이 바로 여드름이에요.

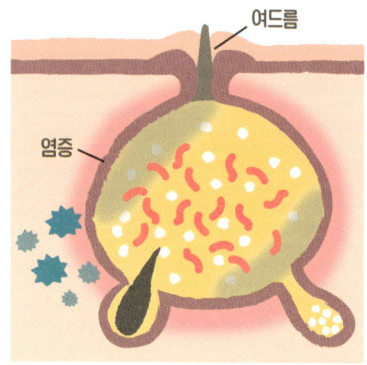

여드름 관리는 스트레스 없는 생활이 최고예요

여드름이 생기면 우울해져서 머리 모양과 화장으로 감추려고 할 수도 있어요. 하지만 빠른 치료를 원하면 머리카락으로 여드름을 자꾸 건드려서 자극하지 말고 화장품을 두껍게 덧바르는 행동도 피해야 해요. 평소에 실천할 수 있는 여드름 관리 방법을 소개할게요.

충분한 수면

수면 부족은 호르몬 균형을 무너뜨려 여드름을 악화시켜요. 최대한 규칙적인 생활을 하세요.

세수와 보습

1일 2회 세안제 거품으로 마사지하듯이 부드럽게 문지르고 물로 깨끗하게 씻어 내요. 보습제를 바르면 피부 건조를 예방할 수 있어요. 피부를 강하게 문지르는 세안은 안 돼요.

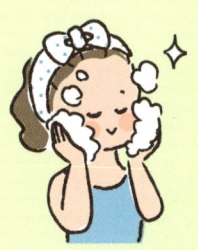

건강한 식습관

초콜릿과 케이크, 견과류 같은 음식이 진짜 여드름을 악화시키는지는 아직 밝혀지지 않았어요. 먹으면 안 되는 것은 아니지만 과식은 피하고 균형 잡힌 식사를 하세요.

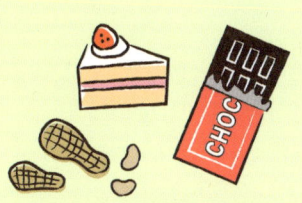

만지고 짜기 금지

만지거나 짜면 오히려 염증이 심해지기도 해요. 잘못된 방법으로 직접 여드름을 짜면 흉터가 남는 경우도 있어요.

피부과 상담

피부과에서는 모공에 쌓인 피지 상태를 좋게 만드는 약이나 여드름균에 효과적인 항생제나 연고 등 다양한 여드름 치료제를 처방해요. 여드름이 심해서 고민될 때는 빨리 병원에 가서 진료를 받아요.

대변과 소변으로 힘들어요

배가 아파요

변비나 설사, 복통과 같은 불편한 느낌이 2개월 이상 반복되는 <mark>과민성 장 증후군(IBS)</mark>이라는 질병이 있어요. 원인은 확실히 밝혀지지 않았지만 스트레스도 관련이 있어요. 성인 중 10% 정도가 겪고, 사춘기에도 나타나요. 우선은 이런 병이 있다는 사실을 아는 것이 중요해요. 개선하기 위해서는 균형 잡힌 식사와 적당한 운동이 필요하고, 학교에서도 화장실에 가기 쉬운 환경을 만들어 줘야 해요. 소아과나 내과에서는 약을 처방해서 치료하기도 해요.

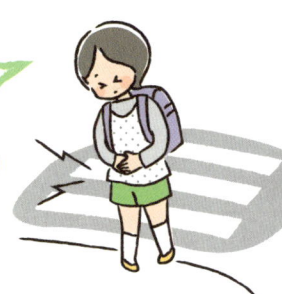

- 등하교할 때나 수업 중에 배가 아프다.
- 대변을 싸면 복통은 가라앉는다.
- 대변이 자꾸 마렵다.
- 토끼 똥처럼 딱딱한 대변이나 물처럼 흩어지는 설사가 나온다.
- 배에서 자주 소리가 난다.
- 방귀가 많이 나온다.

똥을 쌌더니 피가 났어요

대변을 싸면 변기에 빨간 피가 방울방울 떨어져 있거나 엉덩이를 닦았더니 휴지에 피가 묻어있는 경우가 있어요. 여러 원인이 있겠지만, 사춘기에 일어나는 원인 중 가장 많은 경우가 대변이 나올 때 항문이 찢어지는 <mark>항문열상</mark>이에요. 대변이 잘 빠져나올 수 있도록 부드럽게 만드는 약이나 바르는 연고를 사용해 보세요. 증상이 계속될 때는 내과, 소아과, 항문외과 등을 찾아서 진료를 받아요.

소변에 대한 고민이 있어요

여자는 남자보다 소변과 관련된 고민이 많다고 해요. 자주 있는 증상과 대처법을 소개할게요.

소변을 볼 때 아파요

소변을 눌 때 아프고, 자꾸 소변이 마렵고, 잔뇨감이 느껴지는 증상은 **방광염**일 가능성이 있어요. 여자는 소변이 나오는 출구와 대변이 나오는 출구가 가까워서 요도를 통해 세균이 침투하여 방광염에 걸리기 쉬워요. 물을 많이 마셔서 소변량을 늘리면 자연적으로 좋아지기도 하지만, 증상이 계속되면 소아과, 비뇨기과, 산부인과 등에서 약을 처방받아 치료할 수 있어요.

점프할 때 소변이 나와요

점프, 달리기, 크게 웃기처럼 배에 힘이 들어갈 때 소변이 찔끔 나오는 것을 **복압성 요실금**이라고 해요. 임신이나 출산, 나이를 먹으면서 일어나기 쉬운데, 사춘기 여자아이에게도 나타날 수 있어요. 성장하면서 점점 고쳐지는 경우도 있지만 증상이 계속될 때는 비뇨기과나 산부인과에서 상담을 받도록 해요. 예방법으로는 질과 항문을 몇 초간 꽉 조이는 **골반저근 운동(케겔 운동)**이 있어요.

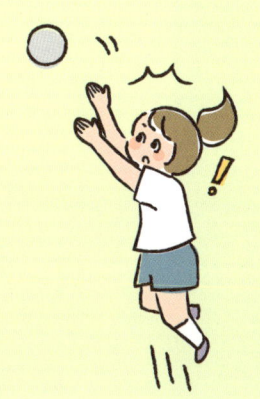

소변과 대변 닦는 방법

· 소변
적당한 양의 휴지를 부드럽게 겹쳐서 정리한 뒤 오줌이 나오는 출구 주변에 조심스럽게 대고 몇 초간 꾹 눌러서 수분을 흡수시켜요. 휴지로 세게 문지르면 안 돼요.

· 대변
휴지를 쥔 손은 가랑이 사이가 아닌 뒤쪽의 엉덩이 부분에 대야 해요. 휴지를 항문에 부드럽게 대고 뒤쪽 방향으로 닦아 내요. 앞쪽 방향은 요도와 질에 대변이 묻을 수 있어서 안 돼요.

건강한 몸을 만들어요

건강한 몸을 만드는 중요한 시기예요

사춘기는 인생에서 건강한 몸의 토대를 만드는 가장 중요한 시기예요. 몸의 힘을 발휘하기 위해서 매일 먹는 식사는 아주 중요해요. 특히 아침 식사는 하루를 활기차게 열어 주는 중요한 역할을 해요. 그러니 최대한 아침 식사를 챙겨 먹는 게 좋아요. '시간이 없어요.', '아침 식사 준비가 어려워요.'라고 생각하는 사람도 있을 거예요. 손쉽게 먹을 수 있는 치즈나 과일을 준비하는 등 상황에 맞는 방법으로 아침 식사를 챙겨 보세요.

균형 잡힌 식사를 하는 법

하루에 무엇을 얼마나 먹어야 하는지 나타낸 표예요. 다섯 개 영역을 골고루 먹으면 균형 잡힌 식사를 할 수 있어요. 특히 위쪽 영역을 확실하게 먹어 두는 게 좋아요.

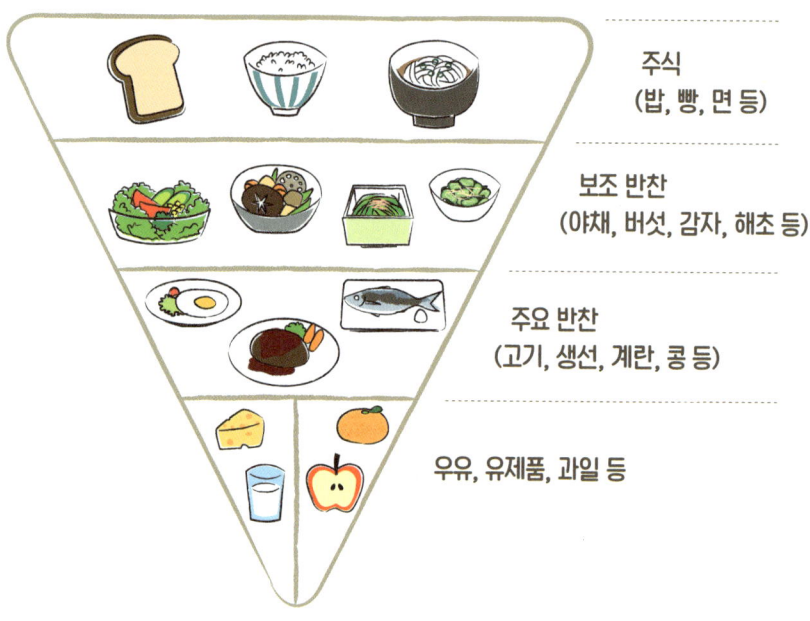

- 주식 (밥, 빵, 면 등)
- 보조 반찬 (야채, 버섯, 감자, 해초 등)
- 주요 반찬 (고기, 생선, 계란, 콩 등)
- 우유, 유제품, 과일 등

내 몸을 사랑할 권리 '보디 포지티브'

'날씬한 몸이 예쁘다'라는 <mark>신체적 자아</mark>가 어릴 때부터 깊이 박혀서 과도한 다이어트에 매달리는 사람이 있어요. 그런데 최근 전 세계에서 <mark>보디 포지티브(자기 몸 긍정주의)</mark>라는 운동이 많은 지지를 받고 있어요. 획일화된 아름다움에서 벗어나서 어떤 체형이든 자유롭게 내 몸 자체를 받아들이고 사랑하자는 뜻을 담고 있지요. 해외에서는 너무 마른 모델을 금지하고, 건강한 체중을 갖춘 모델을 선택하는 패션 브랜드도 있답니다. 식사와 수면, 운동에 신경 쓰면서 건강하게 생활하면 더 좋겠죠?

저녁 식사가 늦을 때

외출하기 전에 주먹밥이나 야채수프처럼 가벼운 식사를 미리 먹으면 집에 돌아온 뒤에 허겁지겁 과식하지 않아요. 늦은 저녁 식사는 몸에 지방으로 쌓이기 쉬우니 주의하세요.

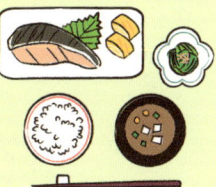

운동을 열심히 할 때

운동량이 많은 사람은 적은 사람보다 에너지가 더 많이 필요해요. 특히 주식인 밥은 제대로 먹도록 해요. 균형 잡힌 식단으로 건강한 몸을 가꾸면 운동 실력 향상에도 도움이 된답니다.

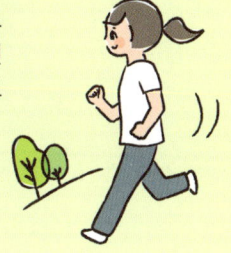

건강한 체중이란?

성인의 체격을 나타내는 지표로 **BMI**가 있어요. BMI는 체중(kg)÷신장(m)÷신장(m)로 계산하고, 그 값이 18.5 이상 25.0 미만이면 보통 체형이에요.

간식을 먹을 때

생활의 즐거움을 주는 간식은 식사 리듬과 영양 균형을 무너뜨리지 않도록 1일 200kcal를 목표로 해요. 포장지에 적혀 있는 성분 정보를 확인해 보세요.

몸과 마음에 고민이 있어요!

다른 사람에게 털어놓기 힘든 몸과 마음의 고민은 사춘기가 되면 점점 늘어나요. 혼자만 그런 게 아니라고 생각하면 좋겠어요.

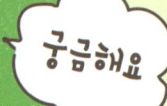

겨드랑이 냄새가 신경 쓰여요

체육 시간 중에 땀이 나면 나만 겨드랑이 냄새가 심한 것 같아요.

냄새의 원인이 되는 성분이 들어 있는 땀은 아포크린샘에서 만들어요. 이 땀샘은 겨드랑이 아래, 성기, 유두에 분포하고, 사춘기부터 발달해요. 사춘기에는 누구나 체취가 진해지기 때문에 안절부절하지 않는 의연한 태도가 중요해요. 자주 땀을 닦고, 땀을 억제하는 제품을 사용하고, 몸을 청결하게 씻으면 도움이 돼요. 그래도 냄새가 심해서 걱정될 때는 피부과 상담을 받아 보세요.

생리 전에 여드름이 많이 나요

생리가 가까워지면 여드름이 많아져요. 어떻게 예방할 수 있을까요?

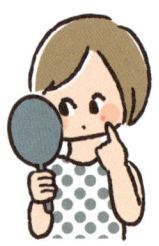

난소에서 나오는 **황체 호르몬**은 생리 전에 증가하고 피지 분비를 늘여요. 그래서 생리 전에는 여드름이 나기 쉬운 조건이 되는데, 여드름 대책을 잘 알아 두고 스트레스가 쌓이지 않도록 느긋한 마음가짐으로 생활하면 도움이 될 거예요. (43쪽 내용을 참고하세요.) 산부인과 등에서 처방하는 **저용량 피임약**에는 여드름을 포함한 생리 전의 불쾌한 증상을 줄여 주는 효과도 있어요. (47쪽 내용을 참고하세요.)

다이어트를 했더니 생리가 멈췄어요

생리가 멈췄지만 살을 더 빼고 싶어요.
잘 먹고도 살찔 걱정 때문에 토하기도 해요.

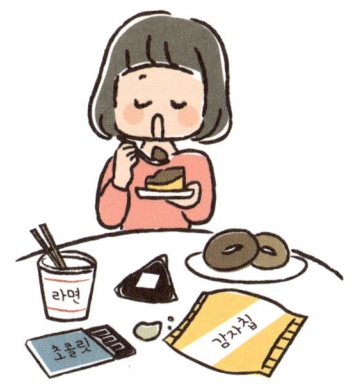

사춘기 여자아이에게도 자주 나타나는 **섭식 장애**는 체중과 체형에 대한 집착 때문에 잘 먹지 못하게 되는 병이에요. 많이 먹고 토하거나 설사약을 먹는 경우도 있어요. 영양실조에 걸려서 생리가 멈추거나 피로감, 골절, 탈모 등이 생기기도 하지요. 무엇보다 주변 사람이 진심으로 공감해 주고 정신과나 소아과 등 전문 병원을 찾아가는 게 도움이 돼요. 같은 문제를 가진 사람들과 모임을 가질 수도 있어요. 이렇게 몸과 마음을 잘 관리하면 충분히 회복할 수 있답니다.

몸에 상처를 내면 마음이 편해져요

마음이 괴로울 때 손목에 상처를 내면 기분이 좀 나아져요.

리스트 컷(wrist cut)은 **자해 행위** 중 하나로 자기 손목을 커터 칼 등으로 상처 내는 행동을 말해요. 이런 행동은 다른 사람의 관심을 끌려는 목적이 아닌 스트레스, 불안, 고독, 정신적인 고통을 가라앉히고 싶다는 마음에서 비롯돼요. 괴로운 마음을 말과 글로 표현하거나 가까운 사람과 이야기를 나누면 도움이 될 거예요. 정신의학과 혹은 심리 상담사에게 전문적인 상담을 받는 것도 추천해요.

2장 몸과 마음의 변화

엔미 선생님이
전하는 말

내 몸은 나만의 것이에요

사춘기에는 가슴이 커지고, 여드름이 나고, 몸무게가 늘어나는 등 몸의 변화 때문에 외모에 대한 콤플렉스가 심해질 수도 있어요. 저도 사춘기 때 "날씬해지고 싶어!", "예뻐지고 싶어."라며 온통 겉모습에만 빠져있었답니다. 모델이나 아이돌을 동경하고 화장품과 다이어트 광고를 보면서 "여자아이는 이런 모습이어야 하는구나!" 하고 특정한 신체상에 깊게 빠져 벗어나지 못했던 것 같아요. 시야가 무척 좁아져서 사람의 가치는 외모로만 결정된다고 무의식적으로 생각하기도 했어요.

사람을 외모로 판단하고 차별하는 것을 '루키즘(Lookism)'이라고 해요. 다른 말로는 '외모지상주의'라고도 부르지요. 최근에는 전 세계에서 루키즘을 고치려는 움직임이 있어요. 외모를 비판하는 행동은 상대방에게 상처를 주고 인생까지 뒤흔들 가능성이 있어요. 예를 들어 부모님 혹은 사귀는 사람에게 "더 날씬해져야겠다."라는 소리를 듣고 무리하게 다이어트를 하다가 섭식장애가 생기고, 친구의 외모를 놀리다가 집단 괴롭힘으로 악화되기도 해요.

사람은 저마다 다양한 개성을 지니고 있어요. '아름답다', '마음이 편안하다'라고 느끼는 포인트도 사람마다 달라요. 모든 사람은 그 사람만의 장점이 있답니다. '있는 그대로의 내 모습을 받아들이고 사랑하자'라는 뜻의 '보디 포지티브'를 외치는 목소리가 더 널리 퍼져야 해요.

3장
연애와 성

'사랑'도 '성'도 사람마다 천차만별이에요. 나만 생각하지 않고 상대방과 주변 사람도 소중히 아끼려면 어떻게 해야 할까요?

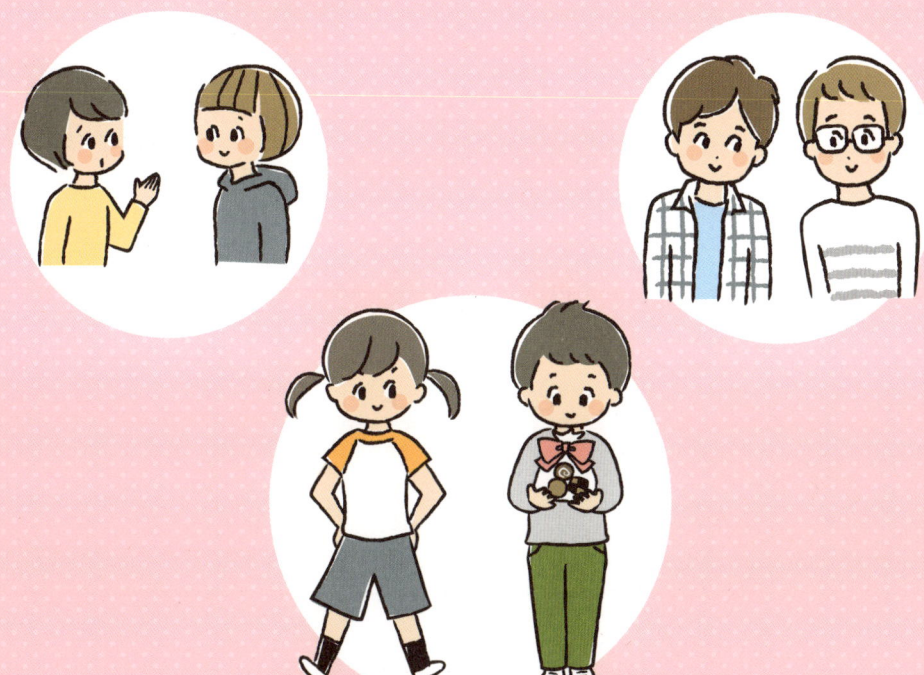

사랑이 멀까요?

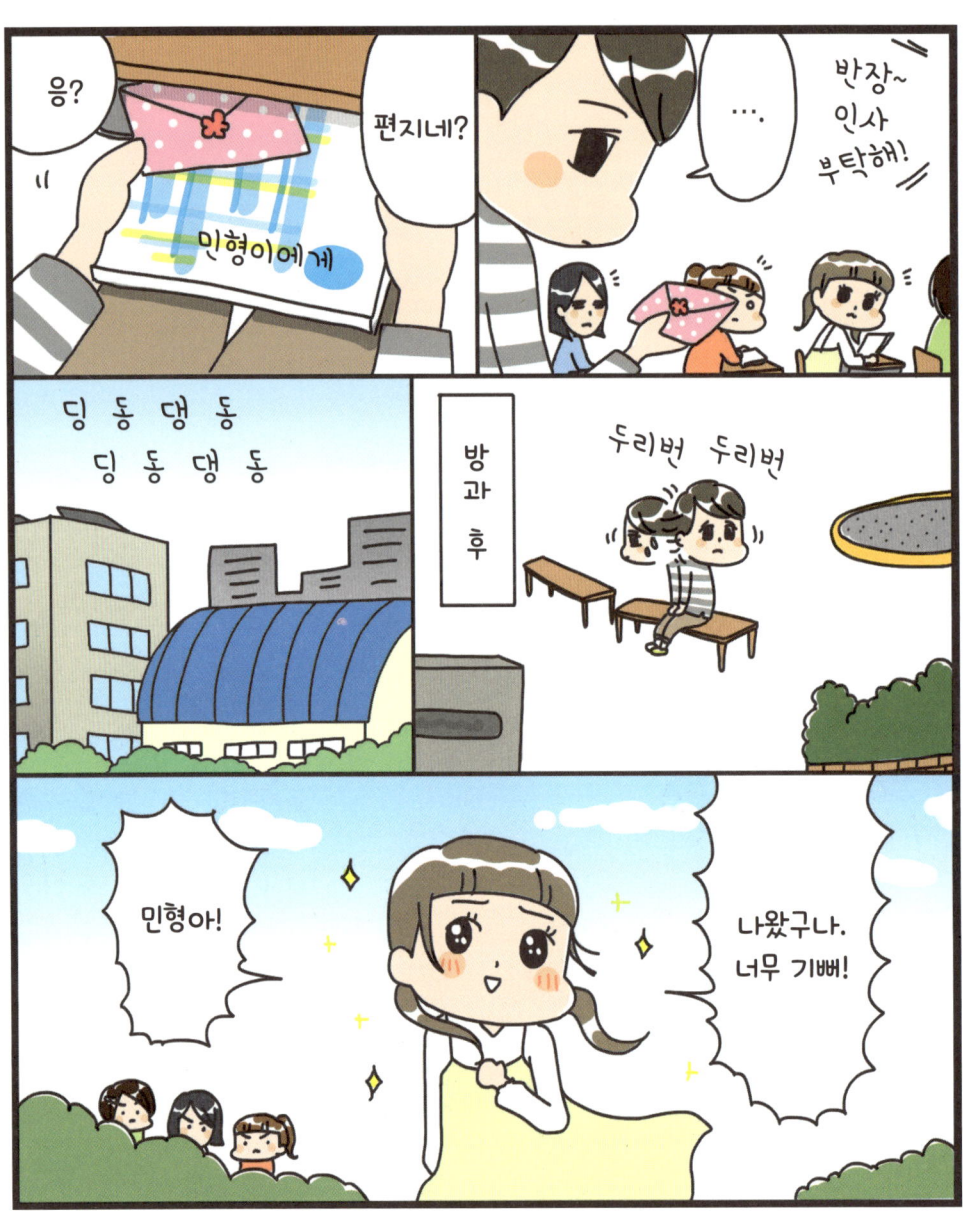

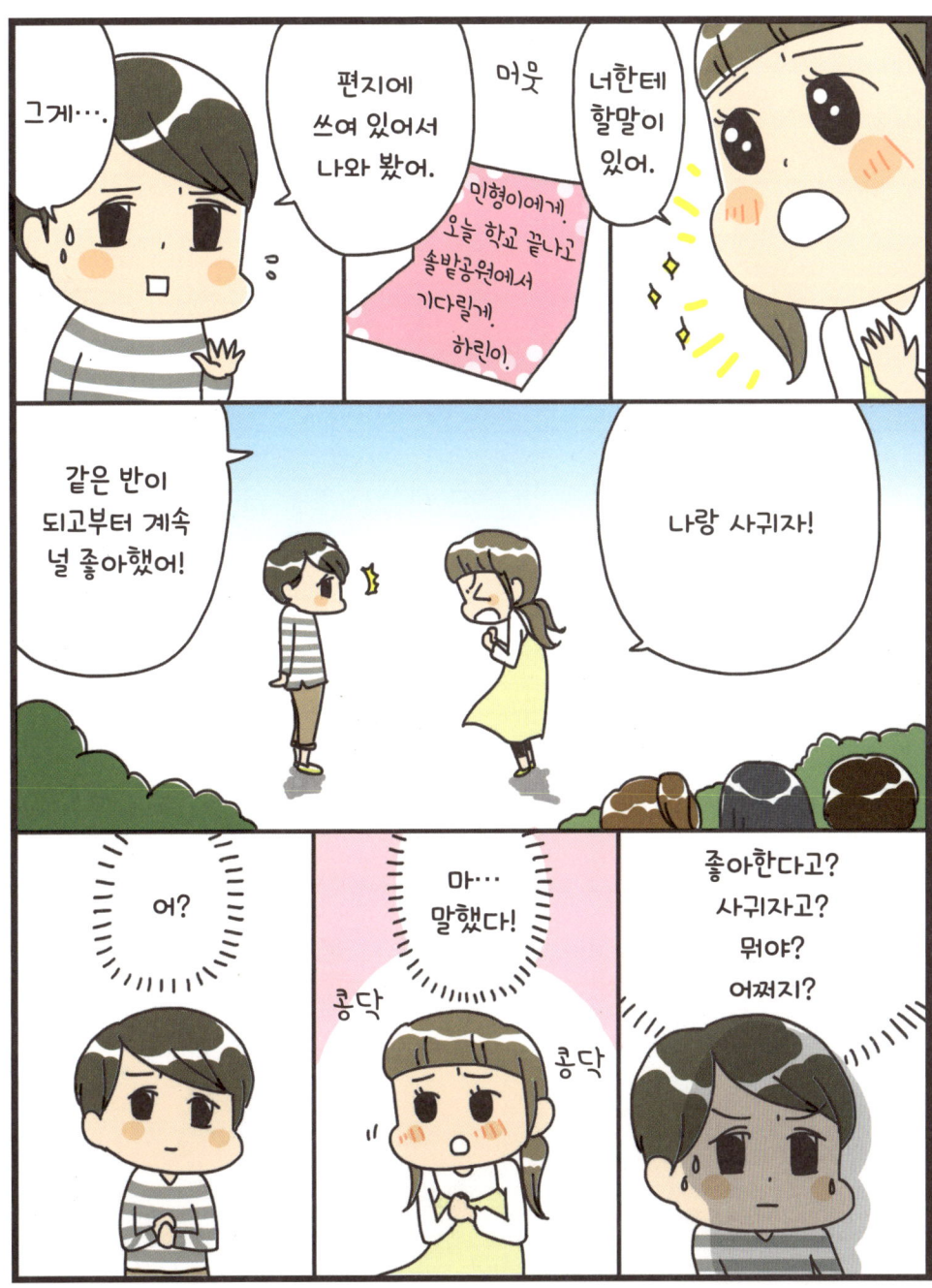

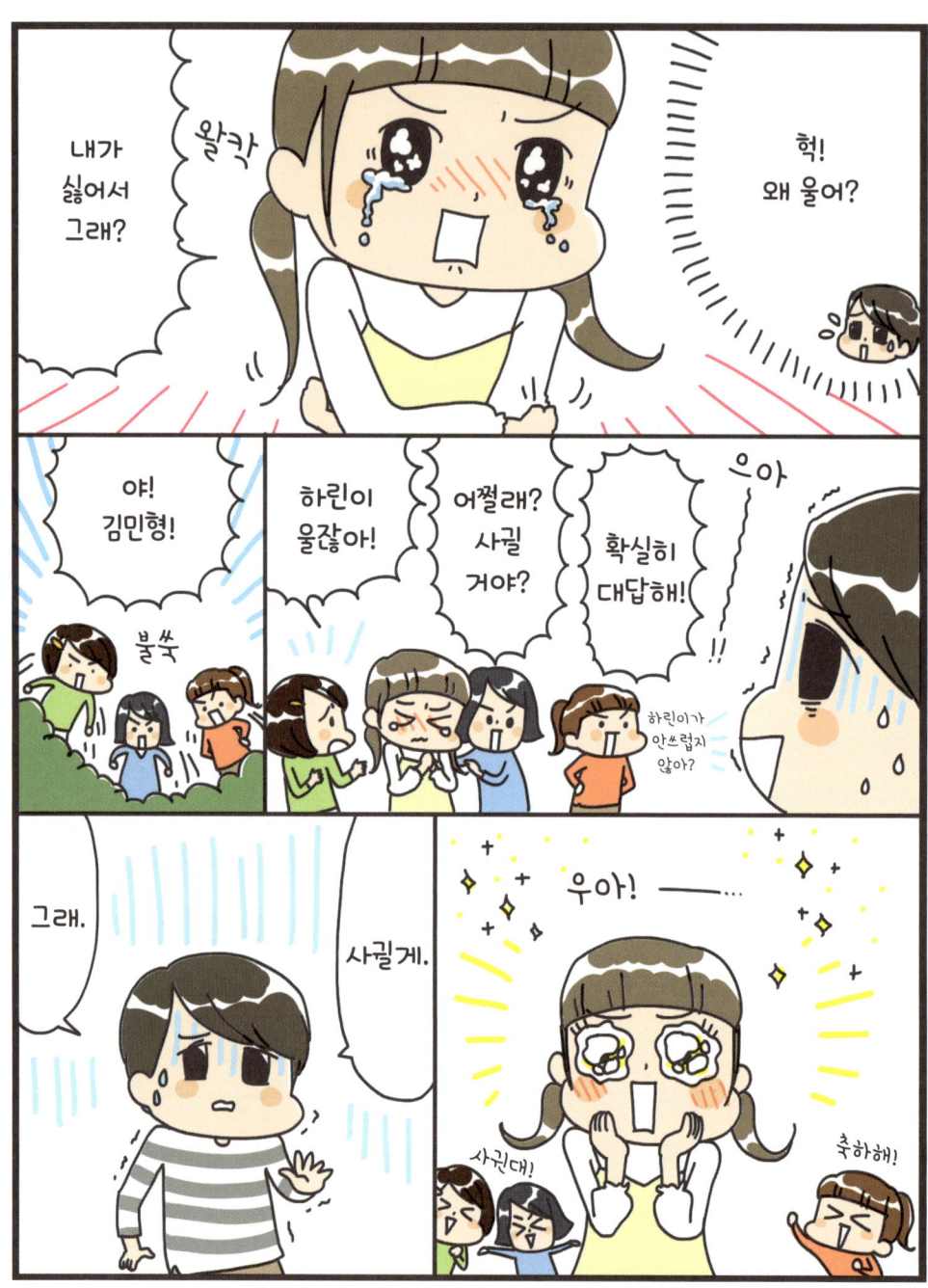

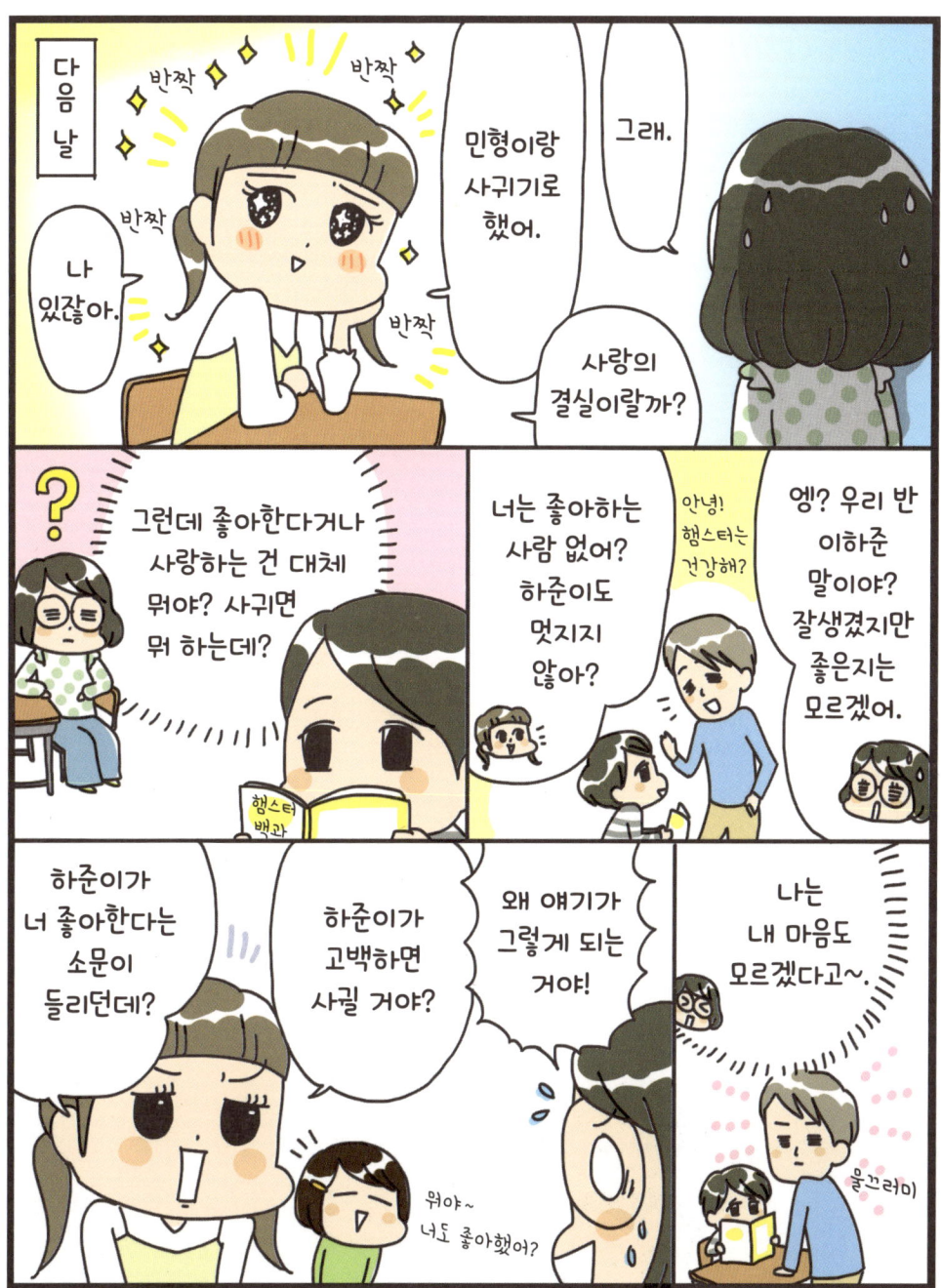

좋아하는 감정이 뭐예요?

'사랑'에는 다양한 형태가 있어요

사람과 사람 사이에는 다양한 형태의 사랑이 있어요. 부모와 형제처럼 가족을 사랑하는 마음, 친구를 사랑하는 마음, 그리고 연애 대상으로 누군가를 사랑하는 마음도 있겠지요. 사귀고 싶은 상대에게 자기의 마음을 전하는 것을 '고백'이라고 해요. 서로 마음이 통해서 함께 시간을 보내는 사이가 되는 것을 '사귄다'라고 하고요.

함께 있고 싶다.　　　　　눈이 마주치면 설렌다.

다른 사람과 사이좋은 모습을 보면 질투한다.

그 사람만 생각난다.

그 사람에 대해 알고 싶다.　　　　두근거린다.

나에 대해 알아주면 좋겠다.

그 사람 앞에서는 긴장해서 말이 잘 안 나온다.

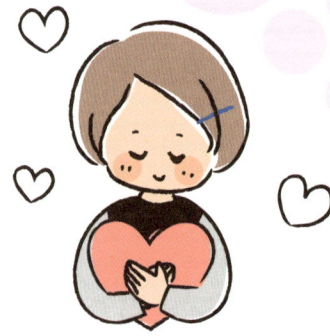

사귀는 사이가 뭐예요?

사춘기가 되면 여러분 주변에도 연애에 관심을 쏟는 친구가 많아질지도 몰라요. 하지만 관심이 생기는 시기나 느끼는 감정은 모두 다르기 때문에 전혀 관심이 없거나 다른 사람과 느끼는 방식이 달라도 괜찮아요. 마음이 통하는 연애 상대가 생겨도 생각처럼 연애가 술술 풀리지 않을 때도 있을 거예요. 내 감정만 일방적으로 밀어붙이지 않고, 솔직한 기분을 터놓을 수 있도록 서로 존중하며 맞춰 가는 건강한 관계를 쌓는 것이 중요해요.

감정 공유하기
기쁜 일이나 슬픈 일을 말하며 감정을 공유할 수 있어요.

신뢰할 수 있는 관계
서로 믿고 의지할 수 있는 사이예요.

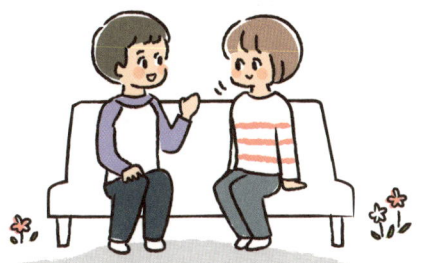

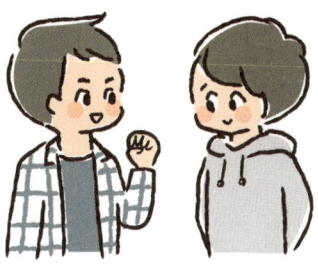

대등한 관계
항상 함께 있고 싶고 잘해 주고 싶겠지만 내 시간도 중요하게 여겨야 해요. 또 수직적인 관계가 아닌 대등한 관계로 만나야 해요.

서로 존중하기
"매일 문자해!", "다른 애랑 말하지 마."처럼 내 감정만 앞세우지 말고 서로의 생각과 감정을 소중히 여기며 상대의 마음을 헤아려 보세요.

연애에 대한 고민이 있어요!

궁금해요

연애 감정을 처음 겪으면 당황하거나 확신이 생기지 않는 등 연애에 대한 여러 고민에 빠지게 돼요.

고백받으면 어떻게 해야 해요?

"나랑 사귀자!"라고 고백을 받았어요.

연애 상대로 만나고 싶은지 내 마음을 잘 들여다본 후 솔직하게 전하면 돼요. 만약 더 많은 얘기를 나누고 결정하고 싶으면, 그런 마음까지 얘기해도 좋아요. 사귀고 싶지 않은 경우에도 오해하지 않도록 분명하게 설명하는 것이 중요해요. 잘 모르는 상태로 사귀기 시작하면 상대방에게 상처를 줄 수도 있어요.

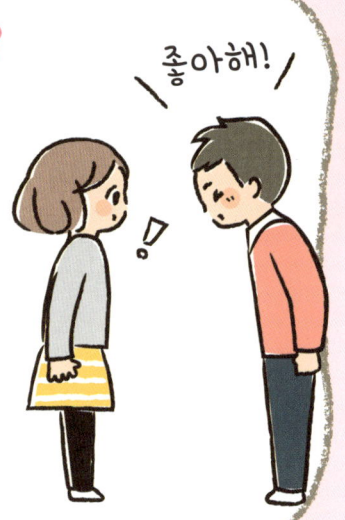

좋아해!

연애 경험이 없어서 초조해요

주변 친구들처럼 일단 연애를 해 봐야 할까요?

연애와 성 경험은 다른 사람과 경쟁할 일이 아니에요. 몇 살까지 경험해야 한다고 정해진 법도 없지요. 사춘기는 **피어 프레셔**(Peer pressure)를 느끼기가 쉬워요. 피어 프레셔는 '또래 집단에게 받는 압력'을 뜻해요. '나도 친구처럼 경험해 봐야 하는데.' 하며 마음 졸이지 말고 나만의 속도로 한 걸음씩 나아가면 충분해요. 내 마음을 소중히 다뤄 주세요.

연상과의 연애가 멋져 보여요

만화 주인공처럼 어른의 연애가 하고 싶어요!

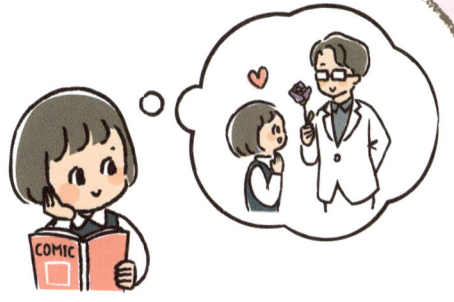

초등학생이나 중학생인 주인공이 대학생 등 어른과 교제하는 내용의 만화도 있어요. 하지만 만화는 <mark>창작물</mark>이에요. 현실과 달라요. 실제로 두 사람의 나이나 입장 차이가 크면 대등한 관계가 형성되기 어려워서 성적 동의를 무시한 채 <mark>성폭력</mark>으로 이어지는 경우도 있어요. (152쪽 내용을 참고하세요.)

사귀면 꼭 키스를 해야 해요?

상상하면 두근두근해요.

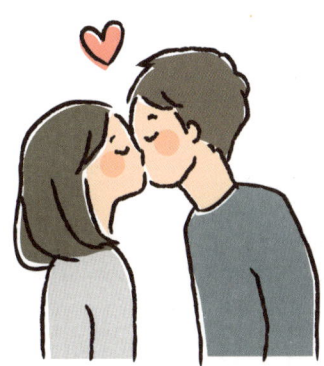

'사귀면 당연히 키스를 해야 한다.'라는 규칙은 세상에 없어요. 사랑의 표현은 다양하고, 키스처럼 성적인 행위를 하지 않는 연애도 있지요. 사귀는 사이면 성적 행위를 당연히 해야 한다는 건 잘못된 생각이에요. 성적인 행위는 서로 성과 몸에 대해 잘 알고, <mark>성적 동의</mark>를 바탕으로 해야 한다는 점을 명심하세요. (110쪽 내용을 참고하세요.)

3장 연애와 성

여러 종류가 있어요! 성의 형태 ①

다양한 성의 모습

세상에는 신체와 관련된 성 이외에도 다양한 성의 모습이 있어요. 마음의 성, 좋아하는 성, 표현하는 성 등을 포함한 성에 대한 모든 것을 아울러 **섹슈얼리티**(Sexuality)라고 해요. 사람마다 미묘하게 다른 **다양성**과 나이 혹은 경험에 따라 흔들리는 **유동성**도 있어요. 섹슈얼리티는 그 사람만의 중요한 특징이에요. 다른 사람에게 알리고 싶지 않은 사람도 있기 때문에 본인의 동의 없이 함부로 얘기하면 안 돼요.

마음의 성

자신이 어떤 성별인지 인식하는 것을 마음의 성, 또는 성 정체성이라고 해요. **성 정체성**은 '남성', '여성'만 있지 않아요. '남자도 여자도 아닌 상태'라고 느끼거나, '90% 정도 남성이고 10%는 여성'이라고 느끼는 사람도 있어요. 태어날 때 정해진 몸의 성별이 자연스러운 사람도 있고 혼란을 겪는 사람도 있어요. 성 정체성에 맞춰 타고난 성별을 바꾸기로 결심하는 사람도 있어요.

몸의 성

태어날 때 결정된 성기 모양에 따라서 '남성', '여성'으로 나뉘어요. 드물게 남성과 여성의 성기를 모두 갖고 태어나는 아이(간성)는 시간을 두고 지켜보다가 한쪽을 선택하기도 해요. 여성의 몸도 남성의 몸도 사람마다 차이가 있어요.

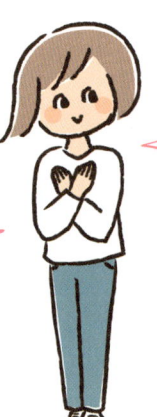

섹슈얼리티는 겉모습으로는 알 수 없어요.

세상에 수많은 색깔이 있듯이 모두 달라요.

좋아하는 성

어떤 성별의 사람에게 성적으로 끌리는지를 '좋아하는 성**(성적 지향)**'이라고 해요. 자기와 다른 성별(이성)을 좋아하는 사람, 자기와 같은 성별(동성)을 좋아하는 사람, 이성과 동성을 모두 좋아하는 사람, 상대방에 따라 달라지는 사람도 있고 다양해요. 또한 연애 감정이나 성적인 흥미를 전혀 느끼지 않는 사람도 있어요.

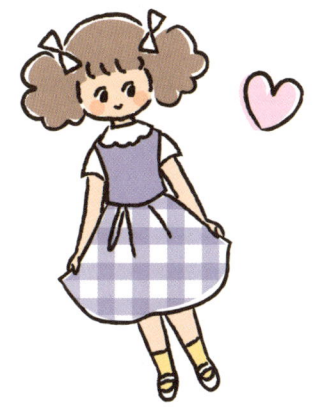

표현하는 성

머리 모양, 옷차림, 화장, 액세서리, 행동, 호칭, 말투 등 겉모습과 행동 방식으로 본인을 드러내는 것을 '표현하는 성**(성 표현)**'이라고 해요. 표현하는 성은 몸과 마음의 성별과 반드시 일치하지는 않아요.

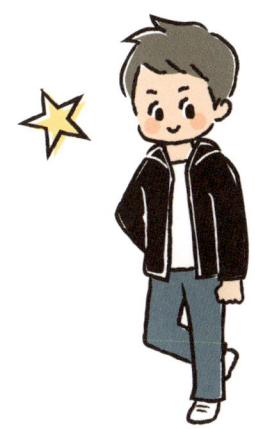

> ### SOGIE 사고방식
>
> **SOGIE**는 성적 지향(Sexual Orientation), 성 정체성(Gender Identity), 성 표현(Gender Expression)의 머리글자를 조합한 단어예요. 누구나 가진 섹슈얼리티의 요소에 착안한 개념이에요. '성은 나도 관련된 문제'라고 이해하고, 성의 다양성을 인정하는 계기로 이어져요. 누구나 자신의 섹슈얼리티를 존중받고, 차별받지 않고, 나답게 살 수 있는 사회를 만들기 위한 방법을 함께 생각해 보아요.

여러 종류가 있어요! 성의 형태 ②

성소수자가 뭐예요?

성소수자는 성적인 존재 방식이 사회 통념과 다른 사람들을 소수파 집단으로 표현한 말이에요. 그중 일부의 머리글자를 모아서 **LGBTQ**라고도 해요. LGBTQ 이외에도 다양한 성의 모습이 있다는 의미로 +(플러스)를 붙여서 **LGBTQ+**라고 쓰기도 해요. 자기가 성소수자인 것을 사춘기에 알게 되기도 하고, 훨씬 어릴 때나 성인이 된 후 늦게 알아차리는 사람도 있어요.

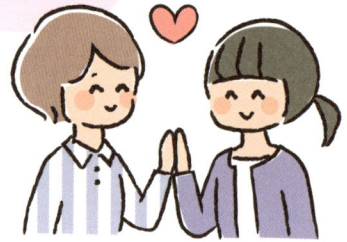

여자가 좋아. 하지만 남들이 말하는 '레즈비언'이랑은 좀 달라.

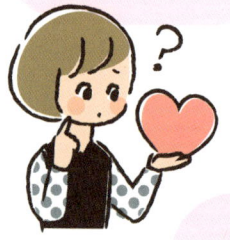

사랑을 모르겠어. 성적인 것에도 관심이 안 생겨.

'호모', '게이'라는 말에 상처받았어.

나는 남자도 여자도 아닌 존재 같아.

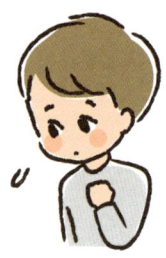

우리나라에서는 아직 동성 결혼을 인정하지 않으니 내가 좋아하는 사람과는 결혼할 수 없겠지.

다양한 섹슈얼리티

동성이 좋다
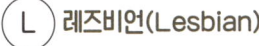 레즈비언(Lesbian) 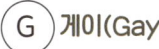 게이(Gay)

이성도 동성도 좋다
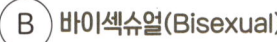 바이섹슈얼(Bisexual)

이성이 좋다
헤테로섹슈얼(Heterosexual)

태어날 때 정해진 성(몸의 성)과 마음의 성이 일치하지 않아서 위화감을 느낀다
트랜스젠더(Transgender)

마음의 성이 '남성도 여성도 아닌' 또는 '남성도 여성도 있는' 등
젠더퀴어(Genderqueer)

좋아하는 성과 마음의 성을 몰라서 결정할 수 없다
퀘스처닝(Questioning)

태어날 때 정해진 성(몸의 성)과 마음의 성이 일치하고 자연스럽다
시스젠더(Cisgender)

성적인 욕구가 없다
에이섹슈얼(Asexual)

연애 감정을 느끼지 못한다
에이로맨틱(Aromantic) 등

> 섹슈얼리티에 대해 진지하게 고민하고, 자기의 섹슈얼리티를 나타내는 단어는 스스로 선택해서 사용해요.

3장 연애와 성

여자답고 남자다운 건 뭘까요?

사회가 만든 성을 젠더라고 해요

사회와 문화 속에서 만들어진 성 정체성을 젠더라고 해요. 성별에 따라 기대되는 역할(성 역할)을 강요하면 삶이 무기력해지거나, 차별로 이어지기도 해요. '여자답게 해야지'라는 젠더의 강요는 어릴 때부터 흔하게 경험할 수 있어요. 다른 사람이 지적하는 '여자답게', '남자답게'보다 '나답게'를 우선순위로 생각하면서 모두 자기만의 개성을 소중히 가꿔 나가면 좋겠어요.

여자아이의 이미지
- 귀엽다
- 연약하다
- 참하다
- 빨강 · 핑크색
- 인형 · 공주를 좋아한다
- 요리를 잘한다

남자아이의 이미지
- 멋있다
- 강하다
- 장난꾸러기
- 파랑 · 하늘색
- 로봇 · 슈퍼 히어로를 좋아한다
- 요리를 못한다

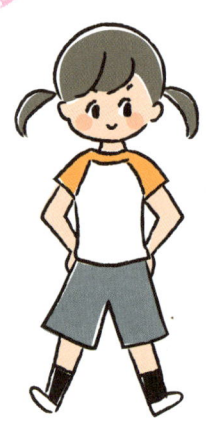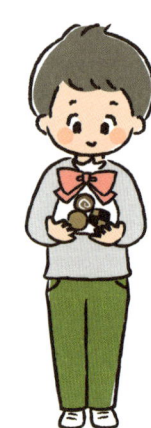

힘세고 장난기 많은 여자아이도 있고, 얌전하고 요리를 좋아하는 남자아이도 있어요. 성별 이미지에 사로잡히지 않도록 주의해요.

이런 말을 하거나 들은 적 있나요?

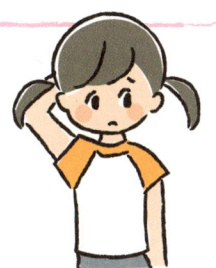

여자다워야지.
여자아이는 집안일을 도와야 해.
여자니까 예의 바르게 행동해.
남자만큼 씩씩하네.

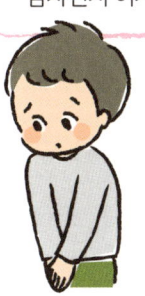

남자인데도 울보네.
남자가 운동을 잘 못한다고?
남자답게 강해져야지.
남자면서 여자처럼 행동하네.

나다운 모습이 중요해요

"여자면서…", "남자면서…"라는 말은 성차별로 이어질 수 있어요. 귀담아듣지 않아도 되는 말이에요. 내 기분과 내가 좋아하는 것을 더 많이 생각하세요.

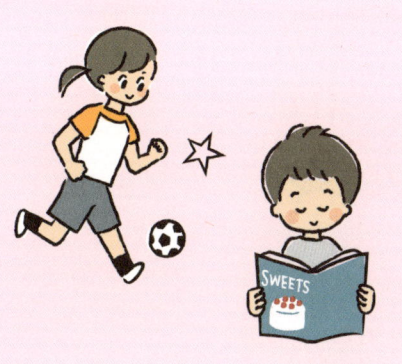

집안일·육아는 분담해요

"여자는 집안일과 육아를 해야 한다.", "남자는 돈을 벌어야 한다."라는 말은 성별에 따라 역할을 구분한 거예요. 요즘에는 상황에 맞춰 여자든 남자든 집안일과 바깥일, 육아를 공평하게 나누는 가정이 많아지고 있어요.

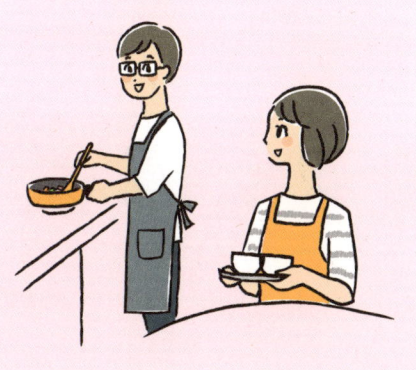

성평등을 실천해요

모두 행복한 세상을 만들기 위한 세계 공통의 목표 **SDGs(지속 가능 발전 목표)** 중 하나로 '**성평등**을 실현하자'가 있어요. 세상에는 여자아이가 학교에 다니지 못하는 나라가 있고, 그 밖에도 여러 불평등이 존재해요. 성평등을 실현하기 위해서 다음과 같은 목표가 발표되었답니다.

- 여성과 소녀에게 가해지는 폭력을 없앤다.
- 여성과 소녀에 대한 여러 차별을 없앤다.
- 아동 결혼(조혼)과 여성 성기 절제 등 여성과 소녀를 다치게 하는 관습을 없앤다.
- 어느 나라든지 성 문제 및 출산에 관한 여성의 건강과 권리를 보호할 수 있도록 노력한다.
- 육아와 집안일 등은 돈을 지불할 가치를 지닌 중요한 '노동'이라는 사실을 인정한다.
- 여성도 정치와 경제 분야에서 중요한 결정을 내리는 리더가 될 수 있다.

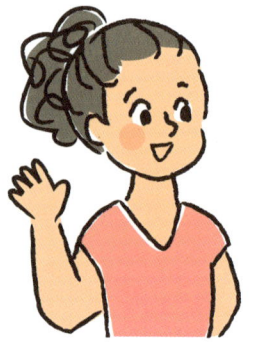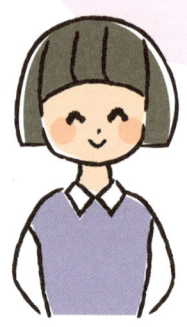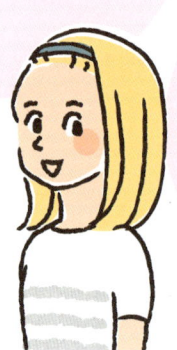

※ 유엔(UN)이 발표한 지속 가능 발전 목표를 바탕으로 작성했어요.

우리 주변의 불평등

우리나라는 여자아이가 학교에 다니지 못하는 나라는 아니지만, 사실 남녀 격차가 큰 나라예요. 남녀평등이 얼마나 실현되고 있는지 수치로 표현한 젠더 갭 지수에서 한국은 세계 146개국 중 99위예요. 우리나라에서도 성평등의 실현은 중요한 목표랍니다.

정치에서

우리나라 국회의원 중 여성의 비율은 다른 OECD 국가와 비교하면 낮은 편이고, 2022년 지방선거에서 여성의원 당선 비율은 광역의회 19.8%, 기초의회 33.4%에 그쳤어요.

회사에서

우리나라의 성별 임금 격차는 약 31%로 OECD 국가 중 최하위예요. 2022년 기준 국내 100대 기업 사외 이사 현황을 보면 여성 임원 비율은 약 20%에 그쳤어요.

가정에서

2021년 기준 우리나라에서 육아를 하기 위해 일을 쉬는 '육아 휴직'을 신청하는 여성은 약 76%이고, 남성은 약 24%로 상대적으로 적어요. 남성이 육아를 하기 위해 쉽게 휴직할 수 있는 환경이 권장되고 있어요.

학교에서

일본의 몇몇 의학부 입학 시험에서 여자 수험생이 오랫동안 감점 받았다는 사실이 2018년에 밝혀졌어요. 이 일로 숨겨진 남녀차별이 세상에 알려지게 되었지요.

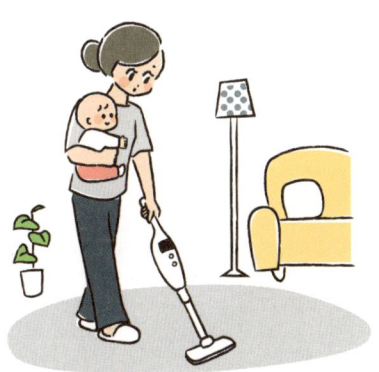
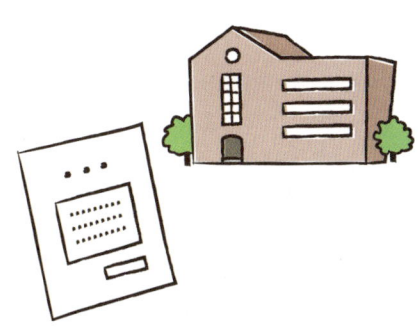

※ 출처: 세계경제포럼, <The Gender Gap Report 2022>

이성 교제는 어려워요

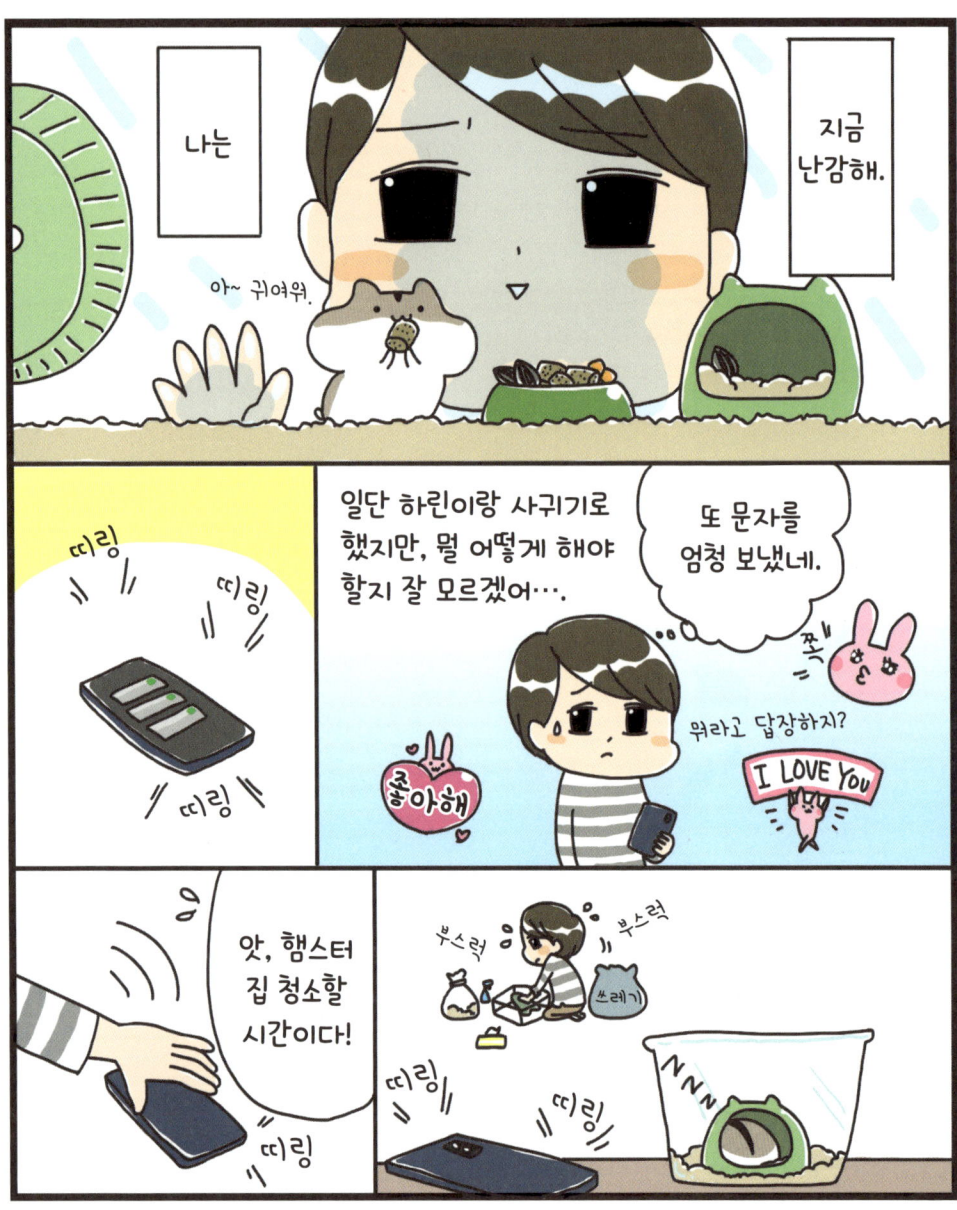

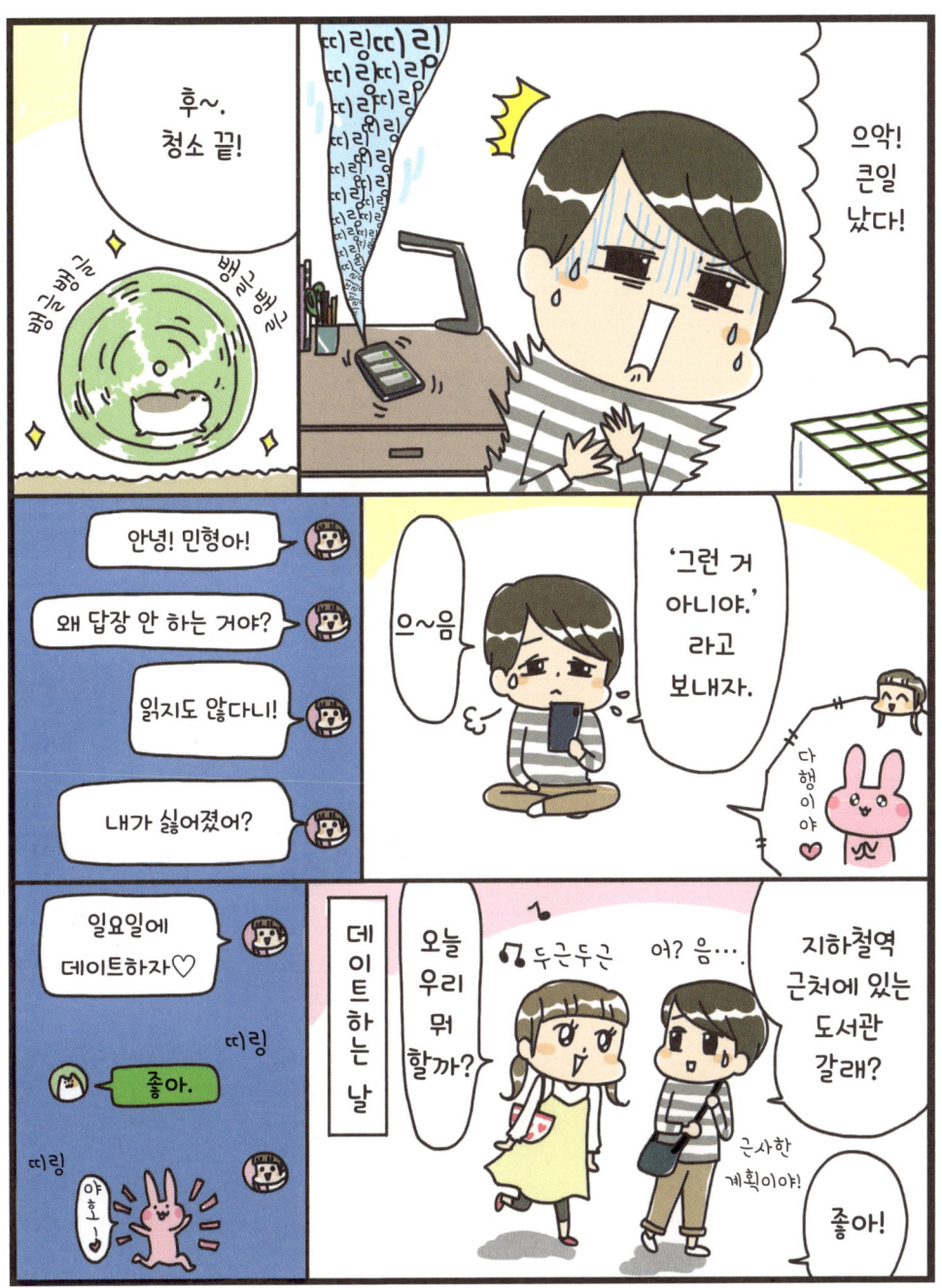

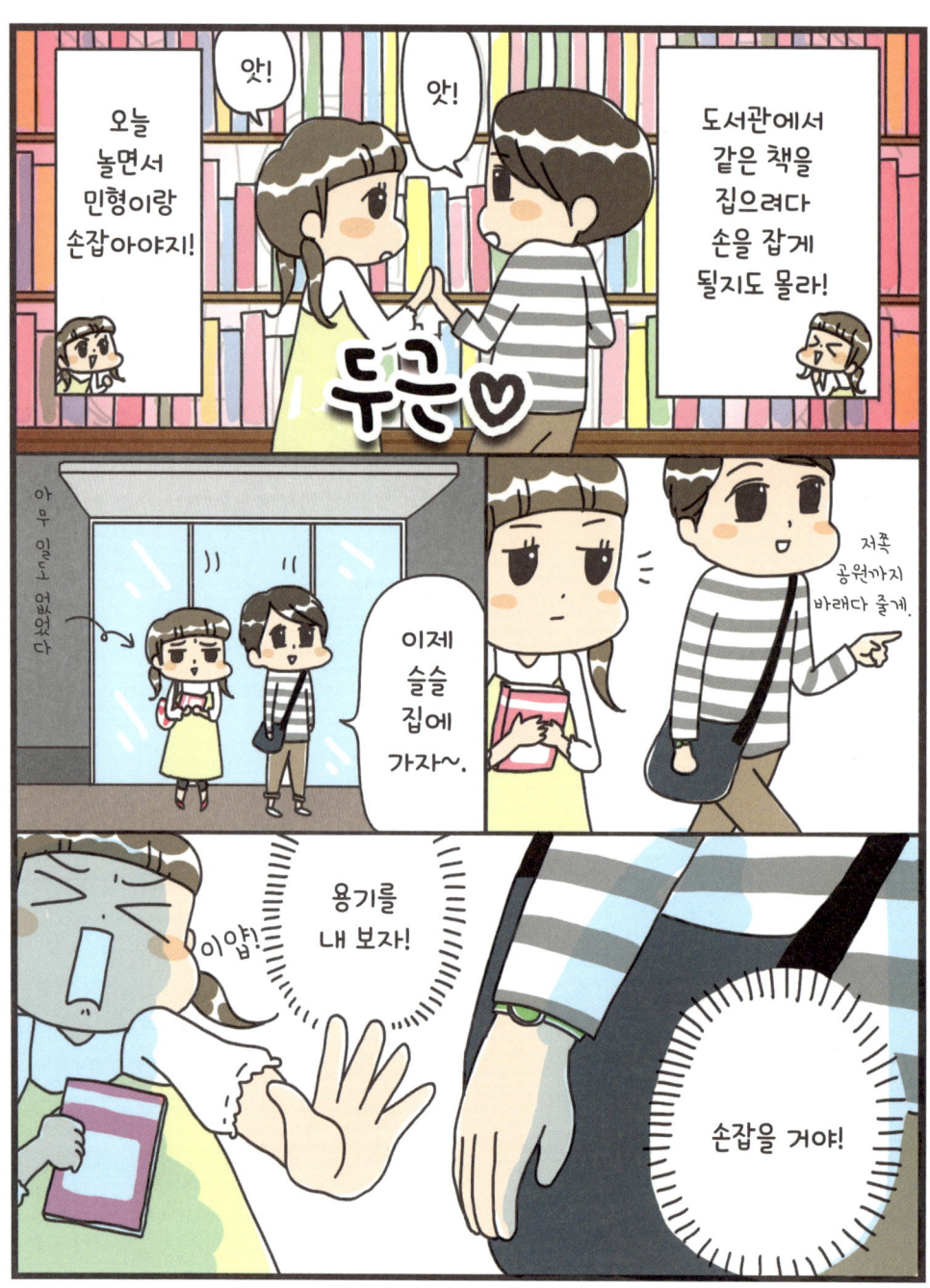

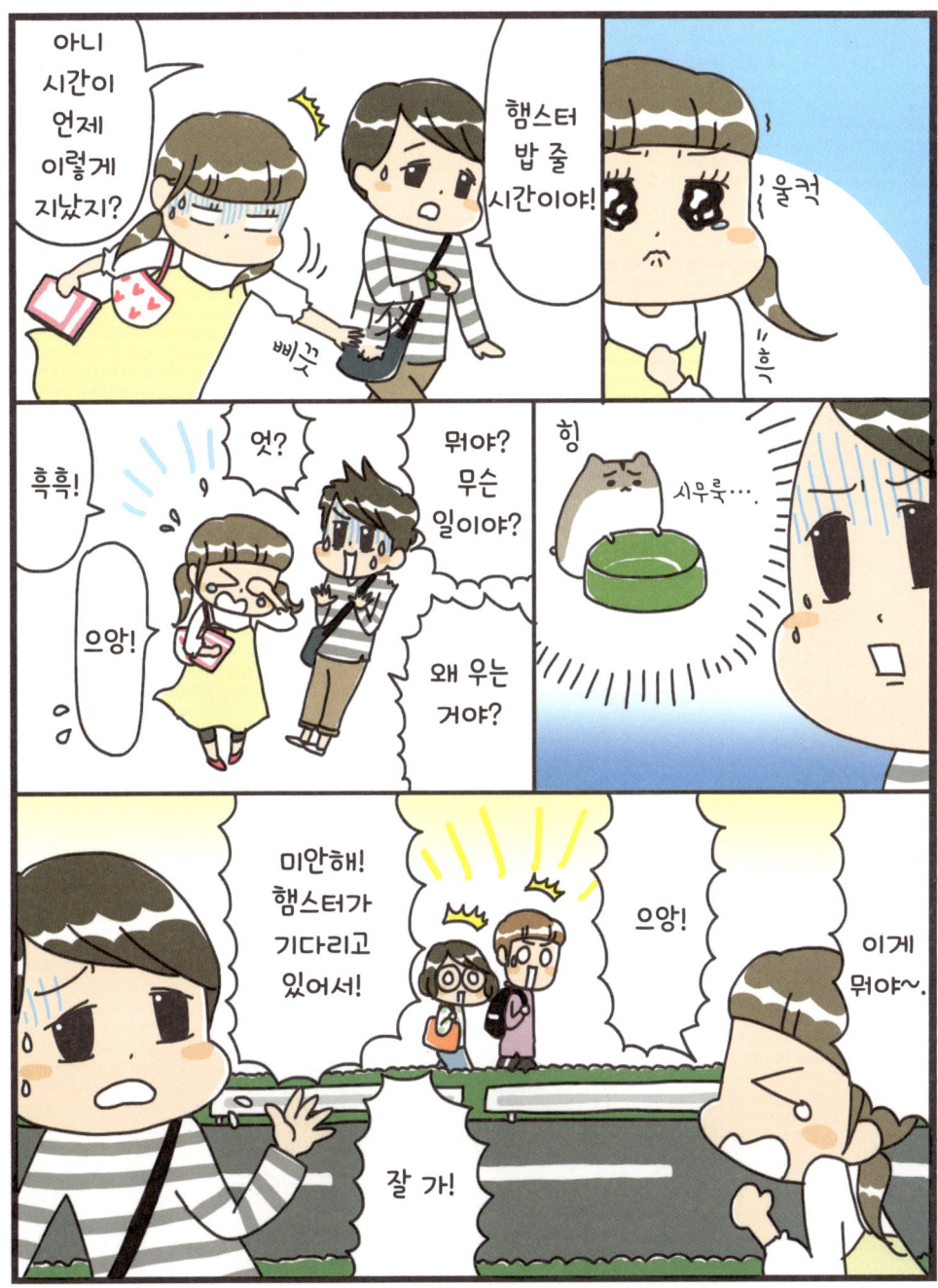

내 몸에 대한 권리와 동의를 알아봐요

몸을 만질 때는 동의가 필요해요

누구나 자기의 몸을 누가 어떤 식으로 어디를 만져도 될지 결정하는 몸의 권리를 갖고 있어요. 서로 **몸의 권리**를 지키기 위해서는 몸에 닿을 때 상대방이 "만져도 돼."라고 허락했는지 확인하는 **동의**를 받아야 해요. 동의는 성적인 행위와도 깊은 관련이 있어요. 상대방의 기분과 동의를 물어보는 것도 내 기분을 말하는 것도 모두 중요해요.

상대방이 내 몸을 만질 때 어떤 기분일까요?

- 손을 잡는다
- 하이파이브를 한다
- 간지럼을 태운다
- 머리를 쓰다듬는다
- 어깨를 탁 친다
- 포옹을 한다

안심할 수 있는 기분
기쁘다 즐겁다
기분이 좋다

안심할 수 없는 기분
싫다 이상하다
기분이 나쁘다

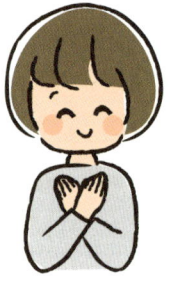
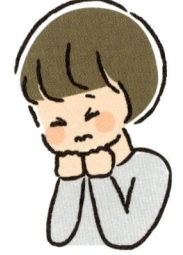

'심리적 바운더리'를 지켜요

누군가 내 몸을 만질 때 느끼는 기분은 매우 중요해요. 예를 들어 친구끼리 몸을 간질이며 장난칠 때 '싫다'고 느끼면 도중이라도 "하지 마!"라고 확실하게 거절하거나 그 자리에서 벗어나야 해요. "발바닥은 간지럼 태워도 되는데 다른 곳은 싫어."라는 식으로 분명하게 말해도 돼요. 누가 어디까지 내 몸을 만져도 되는지 **경계선**을 정할 수 있는 사람은 자기 자신뿐이에요. 이 경계선을 **바운더리**라고도 해요. 바운더리는 사람마다 다르고 상대방이나 장소, 상황에 따라서도 달라져요.

바운더리는 사람마다 달라요

친구끼리는 끌어안아도 된다고 생각하는 사람이 있고, 스킨십이나 포옹이 불편한 사람도 있어요. 바운더리는 사람마다 달라요. '나는 아무렇지 않으니까 상대방도 괜찮겠지.'라고 생각하지 말고 몸이 닿을 때는 상대방의 기분을 확인하세요.

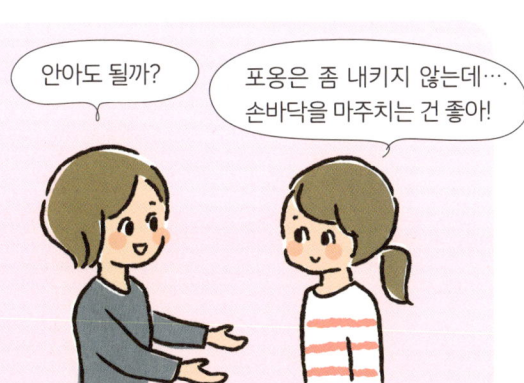

상대와 장소에 따라 달라져요

친구와 손잡기, 좋아하는 사람과 손잡기 등 똑같은 '손잡기'도 상대에 따라 감정이 달라지겠죠. 바운더리는 상대뿐 아니라 실내인지 야외인지 장소에 따라서도 달라져요. 그리고 몸에 닿는 행위처럼 말이나 대화에도 바운더리가 있어요.

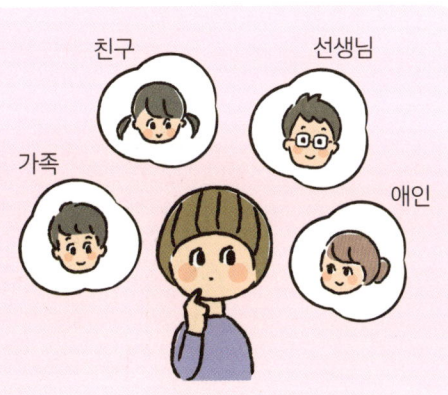

성적 동의가 뭐예요?

성적인 접촉을 할 때는 성적 동의가 중요해요

키스나 성 경험처럼 성적인 접촉을 할 때는 꼭 성적 동의를 확인해야 해요. '부끄러운데 꼭 말해야 할까?', '말하지 않아도 분위기로 알지 않을까?'라고 생각하는 사람도 있겠지요. 하지만 '좋다' 혹은 '싫다'라는 의사를 확실하게 확인하면 더욱 편안한 마음으로 안전하게 성적 행위를 할 수 있어요. 또한 서로 존중할 수 있는 건강한 관계를 쌓기 위해서도 중요한 일이에요.

성적 동의를 구했다 → 해도 괜찮아!

키스할까?
응, 좋아.

성적 동의를 구하지 못했다 → 하면 안 돼!

그 행위는 그만해야 해!

…
키스할까?
키스해도 돼?
…
흐음….
나는 싫어.

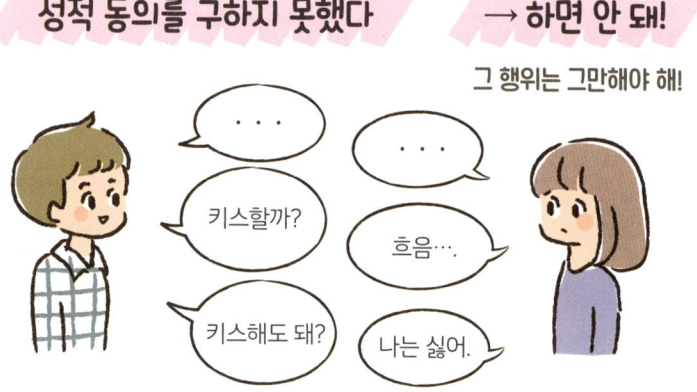

성적 동의는 어떻게 성립할까요?

성관계를 하면 임신하거나 성전파성감염질환에 걸릴 수 있다는 사실을 모르는 사람에게는 "좋아."라고 대답을 들어도 진짜 동의라고 말하기 어려워요. 상대에게 미움받기 싫어서 사실은 내키지 않는데 "그러자."라고 말하는 경우도 있어요. 이 대답 역시 진정한 의미의 동의라고 할 수 없어요.

성적 동의가 성립하려면 올바른 성 지식을 갖추고 있어야 하고, 대등한 관계여야 해요. '하고 싶어', '하기 싫어' 중 뜻대로 선택할 수 있다는 점을 이해하고, 솔직한 기분을 말할 수 있도록 분위기를 만드는 노력도 중요해요. 성적 동의가 없는 성적인 행위는 **성폭력**이에요. (152쪽 내용을 참고하세요.)

자기 기분은 스스로 결정해요

억지로 "좋아."라고 말하면 진짜 동의가 아니에요.

성적 행위 도중에 달라지는 기분도 중요해요

도중에 '싫다'고 느꼈다면, 행위는 그 시점에서 그만하세요.

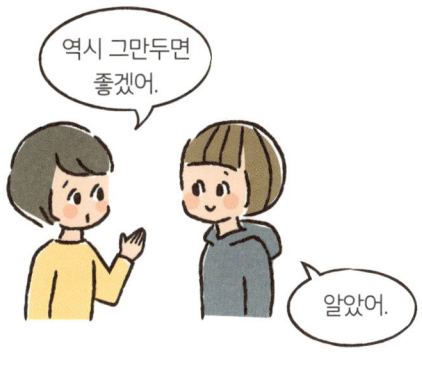

동의는 매번 확인해요

사귀는 사이 혹은 전에 같은 행동을 했던 사이라도 매번 동의를 확인해야 해요.

행위마다 동의를 구해야 해요

손잡기, 키스하기처럼 구체적인 행위는 모두 동의를 확인해요.

아기는 어떻게 생길까요?

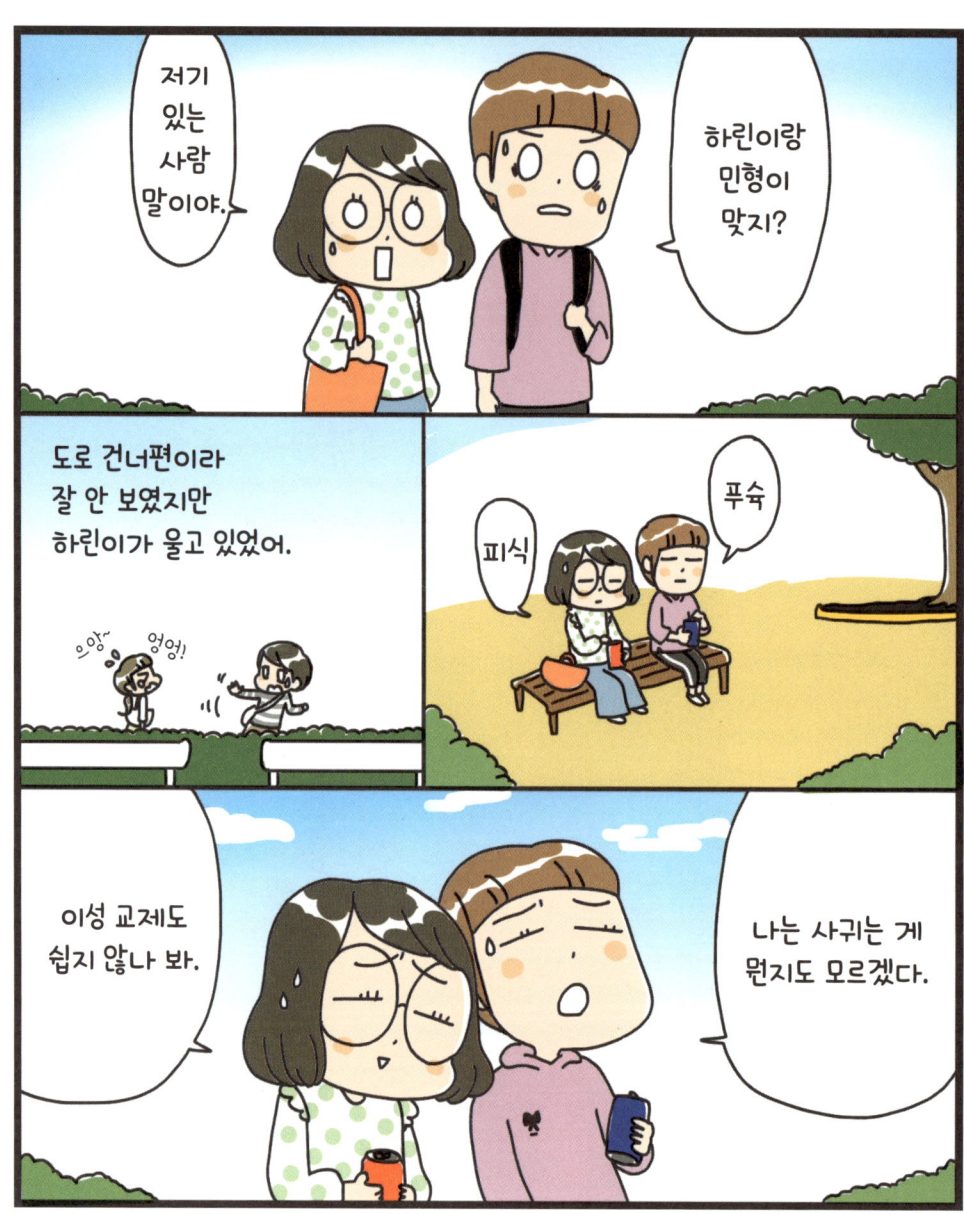

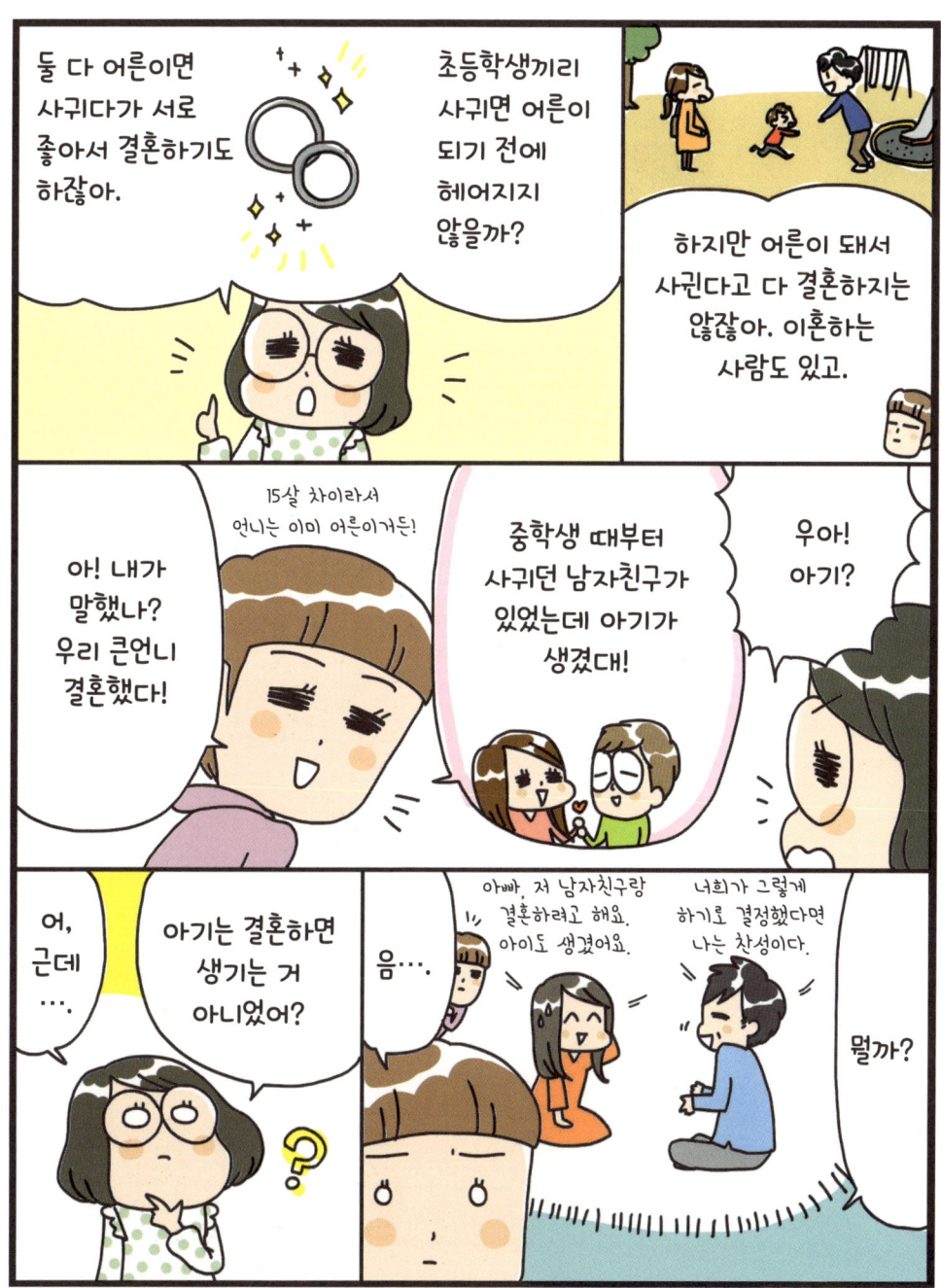

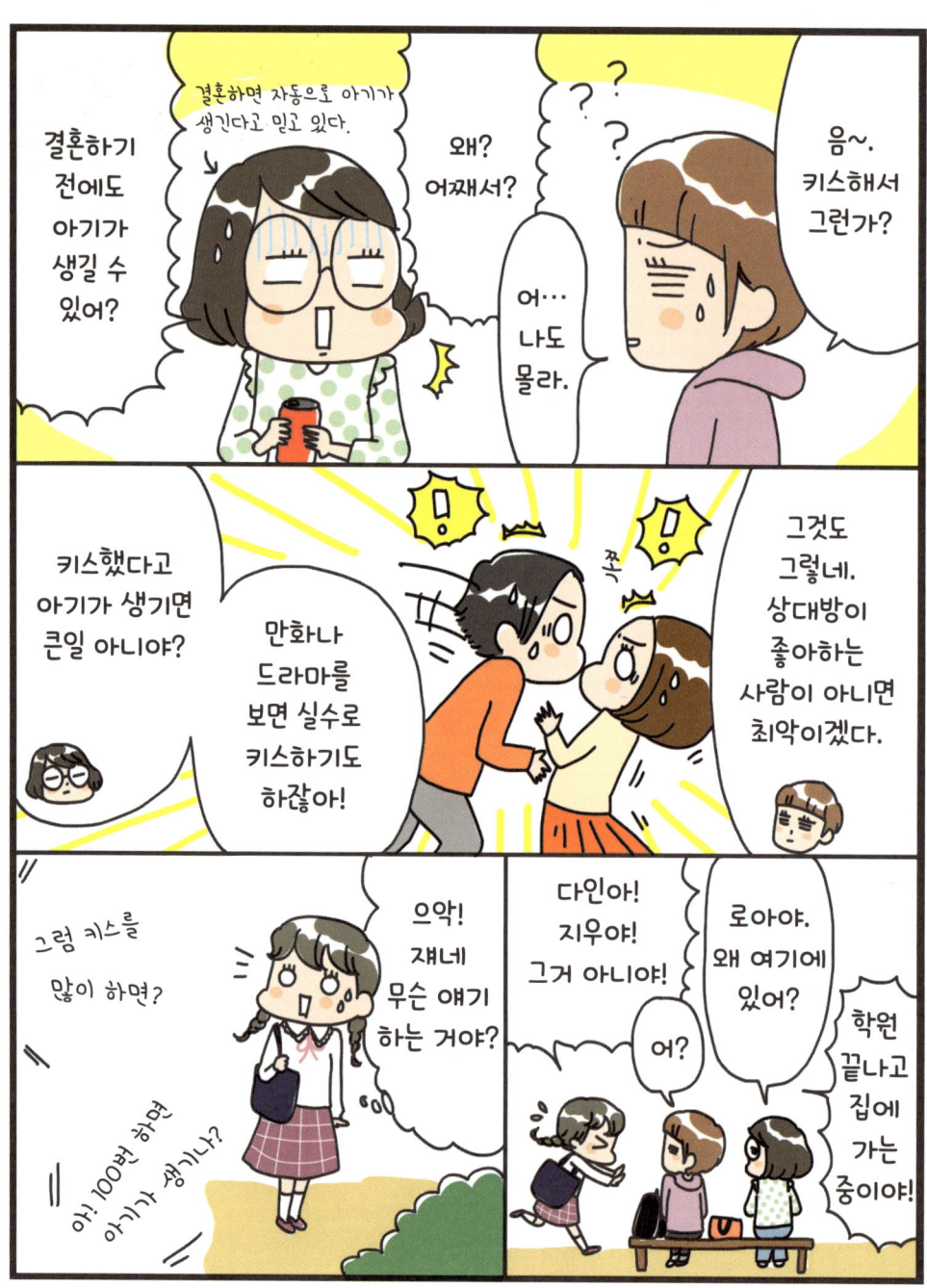

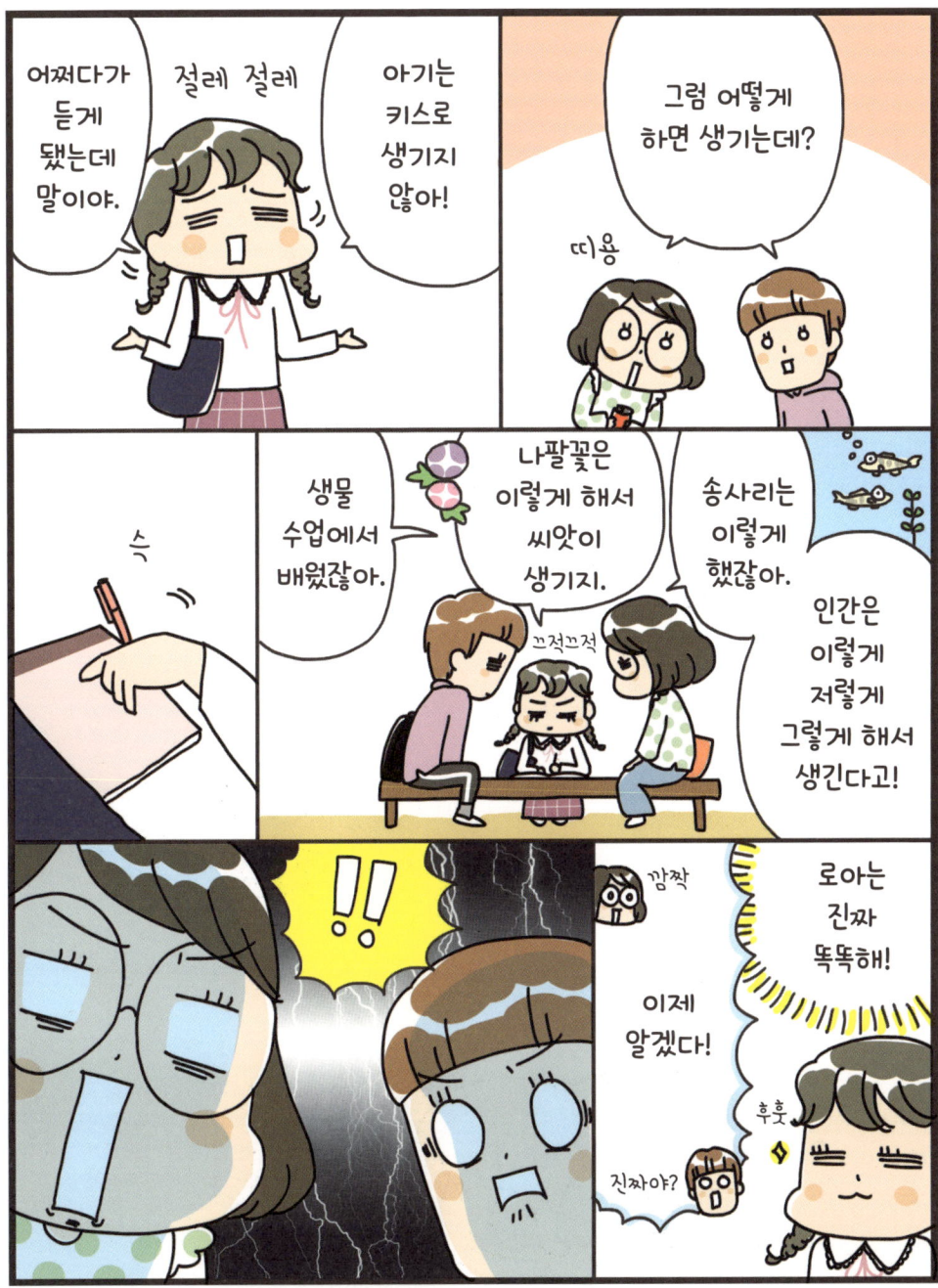

어떻게 임신해요?

아기가 생기는 과정을 알아봐요

많은 동물이 수컷의 아기 씨앗(정자)과 암컷의 아기 씨앗(난자)을 만나게 하기 위해서 수컷의 음경을 암컷의 질 안에 넣어 사정하는 **교미**를 해요. 사람도 난자와 정자가 만날 수 있도록 음경을 질에 넣어 사정하는 **섹스(성교)**를 해요. 사정된 수많은 정자 중 하나가 배란된 하나의 난자와 만나 수정되고, 수정란이 자궁에 자리 잡아서 착상하면 **임신**이 성립되지요.

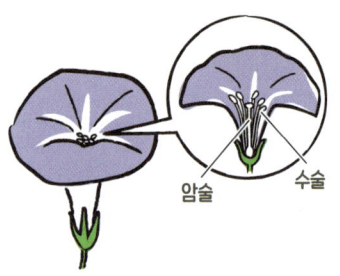

나팔꽃은 수술의 꽃가루가 암술에 붙어 수분하면 암술 아래쪽의 부풀어 오른 곳에 씨앗이 생겨요.

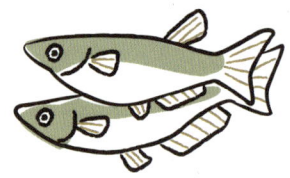

송사리는 암컷이 알을 낳을 때 수컷이 지느러미로 암컷을 감싸 안은 듯한 자세로 함께 헤엄치다가 암컷이 알을 낳으면 그 위에 정자를 뿌려서 수정시켜요.

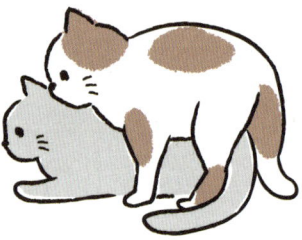

많은 포유류가 암컷의 자연적인 배란기에 교미를 해서 임신할 가능성을 높여요. 그런데 고양이는 교미하면 그 자극으로 배란되기 때문에 번식력이 강해요.

섹스를 하면 임신할 가능성이 있어요

난자는 대체로 한 달에 한 번 왼쪽과 오른쪽 난소 중 한쪽에서 하나가 배란 되고, 수명은 하루예요. 질 속에 사정된 정자의 수명은 3~5일 정도예요. 그래서 항상 임신이 되지는 않아요. 배란기에 섹스를 하면 자연적으로 임신할 확률이 약 20%지만 임신이 잘 되고 안 되고는 사람마다 다르고, 연령에 따라서도 달라져요. 단 한 번의 섹스로 임신하는 경우도 있고, 임신하지 않는 경우도 있지요. 또한 모든 커플이 임신하기를 바라며 섹스하지는 않아요.

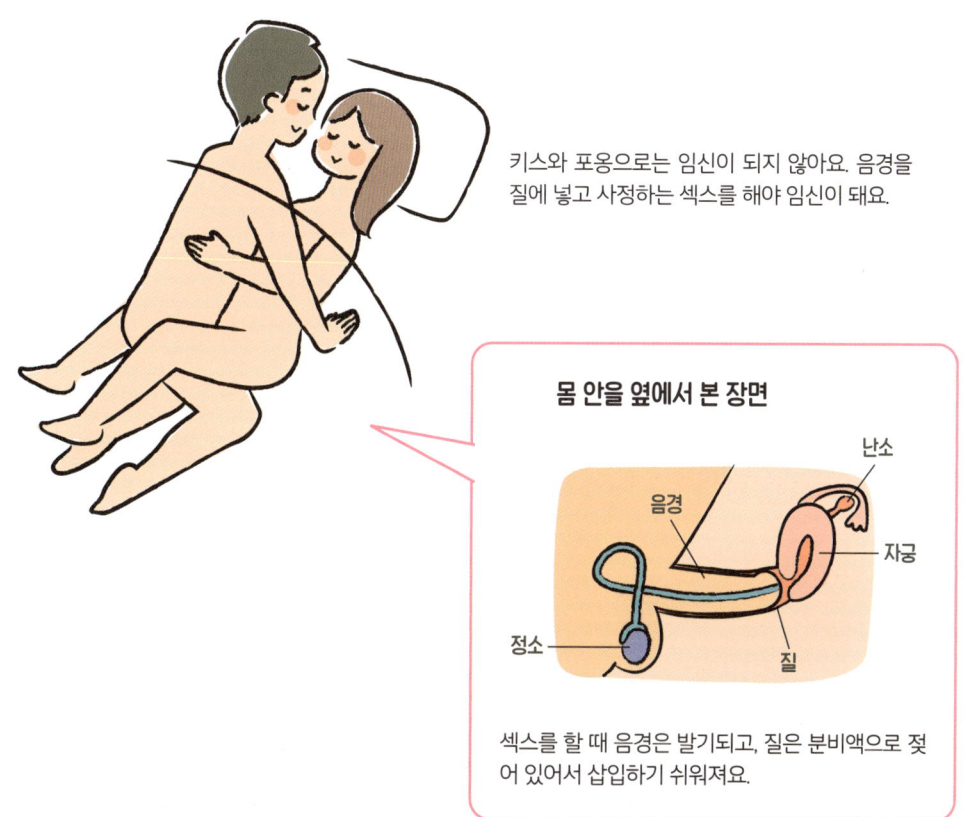

키스와 포옹으로는 임신이 되지 않아요. 음경을 질에 넣고 사정하는 섹스를 해야 임신이 돼요.

몸 안을 옆에서 본 장면

난소
음경
자궁
정소
질

섹스를 할 때 음경은 발기되고, 질은 분비액으로 젖어 있어서 삽입하기 쉬워져요.

아기가 태어나기까지

수정

난관으로 **배란**된 난자에게 셀 수 없이 많은 정자가 찾아와요. 그중에서 단 하나의 정자가 난자 안에 들어가 **수정**하면 수정란이 돼요.

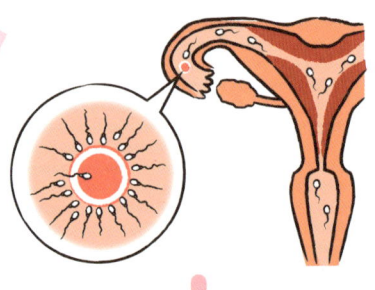

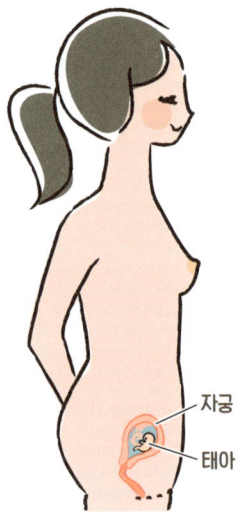

자궁
태아

착상

수정란은 세포 분열을 하면서 약 1주일에 걸쳐서 자궁으로 옮겨져요. 자궁 내막에 딱 달라붙는 **착상**을 하면 임신이에요. 임신을 하면 생리가 멈춰요.

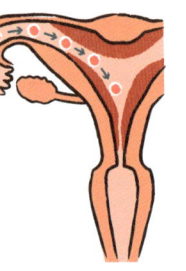

임신 초기(~13주)

속이 거북해지고 토하기도 해요. 이런 현상을 **입덧**이라고 해요. 아기(**태아**)의 머리부터 엉덩이까지는 몇 ㎜에서 8㎝ 정도로 자라요. 임신 초기에는 태아의 여러 장기가 만들어져요.

난임 치료와 임신

임신하려고 적극적으로 노력해도 일정 기간(일반적으로 1년) 아기가 생기지 않는 상태를 **난임(불임증)**이라고 해요. 난임 치료는 두 가지 방법이 있어요. **인공 수정**은 건강한 정자를 가느다란 튜브에 모아서 직접 자궁에 넣는 방법이에요. **체외 수정**은 먼저 질 안에 긴 바늘을 넣어서 난소의 난자를 채취해요. 그다음 시험관에 난자와 정자를 넣어 수정되도록 하거나 현미경으로 관찰하면서 정자 하나를 난자에 직접 넣어 수정란을 만들고 그것을 자궁에 이식해요.

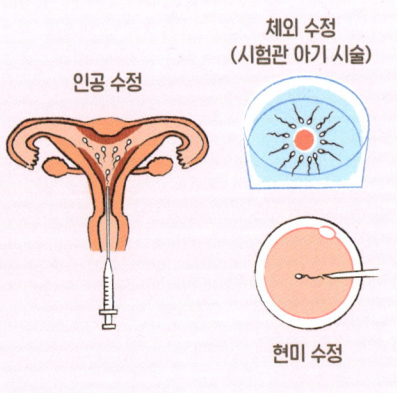

인공 수정

체외 수정
(시험관 아기 시술)

현미 수정

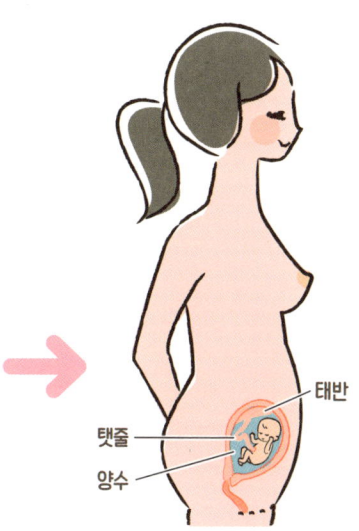
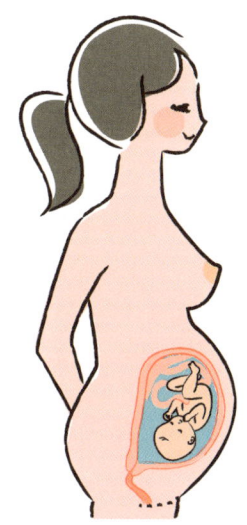

임신 중기(14~27주)

20주 무렵에는 아기의 움직임(**태동**)을 느낄 수 있어요. 아기는 **양수**에 둥실둥실 떠 있고, **태반**과 **탯줄**을 통해서 산소와 영양을 공급받으며 무럭무럭 자라요.

임신 후기(28주~)

엄마의 배는 매우 커져서 자다가 뒤척이거나 걸을 때도 몸을 가누기 힘들어요. 몸무게는 임신하기 전보다 10~15kg 정도 늘기도 해요. 아기는 머리를 아래쪽으로 향한 자세인 경우가 많아요.

◆ '혹시 임신인가?'라고 생각될 때는 이렇게 해 봐요 ◆

임신 테스트기로 확인해요

생리가 예정일보다 7일 이상 늦어질 때, 섹스 후 3주 이상 지났을 때 등 임신 5주 정도부터는 막대 모양의 임신 테스트기에 소변을 묻혀 임신 여부를 알 수 있어요. 약국 등에서 팔고 1개에 5,000원 정도 해요.

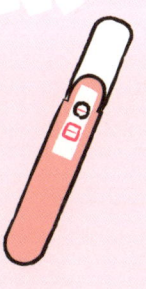

임신 검사를 받아요

임신 테스트기에 양성 반응이 나오면 반드시 산부인과 진료를 받아야 해요. 초음파 검사로 아기의 상태와 임신 주수를 확인한 뒤, 보건소에 **임산부 등록**을 하고 여러 가지 임신 검사를 받아요.

3장 연애와 성

아기는 어떻게 태어나요?

아기가 태어나는 방법은 두 가지

엄마가 아기를 낳는 것을 출산 또는 분만이라고 해요. 자궁에서 약 9개월간 지낸 아기는 임신 37~41주에 태어나요. 분만 예정일은 40주 0일째지만 반드시 그날 태어나지는 않아요. 분만은 엄마의 질을 통해서 태어나는 자연 분만과 수술을 통해 엄마 배와 자궁을 가르고 태어나는 제왕 절개의 두 가지 방법이 있어요. 상황에 맞추어 엄마와 아기가 모두 건강하게 출산을 할 수 있는 방법을 선택해요.

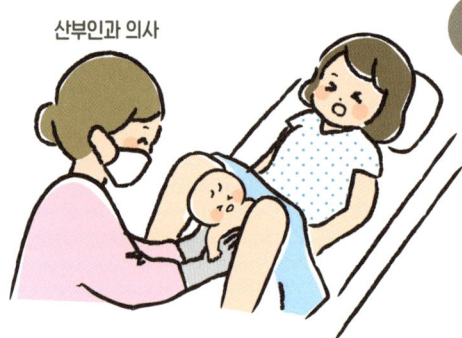

자연 분만

진통이 몇 시간 동안 주기적으로 찾아오고, 자궁의 출구와 질이 넓어져요. 통증을 줄이기 위해 마취를 하기도 하고 아기의 머리에 진공 흡입기를 붙이고 잡아당겨서 빠져나오는 것을 돕기도 해요.

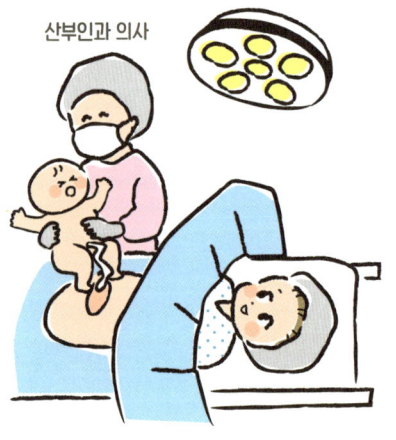

제왕 절개

아기의 머리가 위쪽을 향하거나 심장 박동이 느려지는 등의 긴급 상황처럼 자연 분만보다 수술이 안전하다고 판단될 때 선택해요. 배를 가르지만 아프지 않도록 마취를 하고 수술을 해요.

※ 너무 작게 태어난 아기와 병을 갖고 태어난 아기는 신생아 집중 치료실(NICU)에서 성장을 도와줘요.

섹스에는 다양한 형태가 있어요

섹스는 아기를 만드는 생식만을 위한 행위는 아니에요. 서로 몸을 맞대고 편안함을 느끼는 연대를 위해서 하기도 하고, 성적으로 흥분되는 느낌인 쾌락을 위해서 하는 경우도 있어요. 또한 음경을 질에 삽입해서 사정하는 것만이 섹스가 아니에요. 섹스의 형태도 사람마다 다르지요. 이성과 하는 사람도 있고, 동성과 하는 사람도 있어요. 섹스는 성과 몸을 잘 알고, 몸과 마음이 성숙한 사람들끼리 성적 동의를 서로 확인한 후 하는 행위에요. 피임, 성전파성 감염질환, 성폭력 등에 대해서 제대로 아는 것도 중요하겠지요.

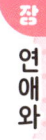

연대
서로 마음이 통하기 위해

쾌락
기분이 좋기 위해

생식
아기를 만들기 위해

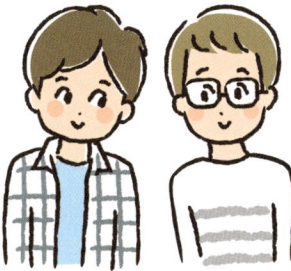

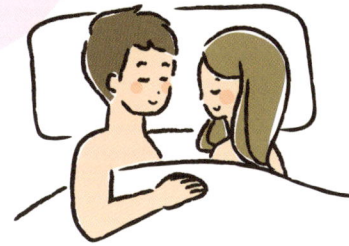

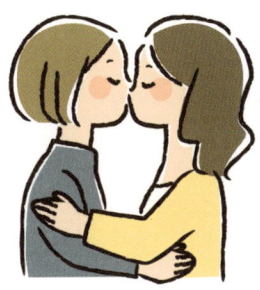

섹스의 목적은 아기를 만들기 위해서만은 아니에요. 몸을 맞대서 기쁨이나 흥분을 느끼는 것도 자연스러운 일이에요.

피임이 뭐예요?

임신을 막는 방법이에요

임신할 가능성이 있는 커플이 임신을 원하지 않을 때는 성관계를 안 하는 게 확실한 방법이에요. 그런데 만약 성관계를 한다면 아기가 생기지 않도록 꼭 **피임**을 해야 해요. 주요 피임법으로 **콘돔, 저용량 피임약(복합경구피임약), 자궁 내 장치, 피하이식장치(임플라논)**이 있어요. 확실하게 효과를 발휘할 수 있도록 제대로 된 방법으로 시도하는 게 중요해요. 서로 충분히 의견을 나누고 책임감을 가지고 피임법을 결정하세요.

콘돔

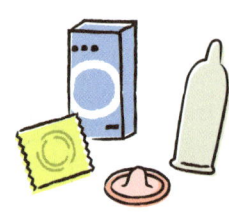

음경에 딱 맞게 씌우는 얇은 고무주머니예요. 사정된 정액이 콘돔 끝에 갇혀서 질에 들어갈 수 없어요. 약국이나 편의점에서 살 수 있어요.

저용량 피임약(복합경구피임약)

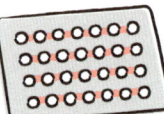

여성이 매일 1알씩 먹어서 배란을 억제하는 약이에요. 콘돔보다 피임 효과가 높아요. 생리 불순을 치료할 때도 쓰여요. 산부인과에서 처방을 받거나 약국에서도 구입이 가능해요.

자궁 내 장치
(구리 함유 IUD/ 황체 호르몬 함유 IUS)

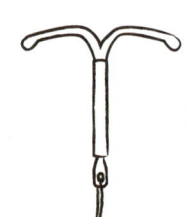

자궁 안에 부드러운 플라스틱으로 만든 3㎝ 정도의 장치를 넣는 방법이에요. 착상 등을 방해해서 피임 효과가 높고, 3년~5년 정도 지속되어요. 구리가 함유된 IUD는 긴급 피임, 호르몬이 함유된 IUS는 생리 치료에도 쓰여요.

돌발 상황! 사후 피임약(응급 피임약)

관계 도중 콘돔이 찢어졌을 때, 성폭력을 당했을 때처럼 피임이 제대로 이루어지지 않은 섹스 후 72시간~120시간 이내에 여성이 먹어서 임신을 막는 약이에요. 피임 성공률은 약 85%이며 빨리 먹을수록 효과가 높아요. 만일의 상황이 생겼을 때 중요한 약이지요. 부작용이 있을 수도 있으니 반드시 의사와 상담 후 병원에서 처방전을 받아야 하고, 약값은 약의 종류에 따라 달라져요.

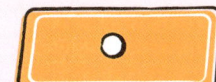

피임과 관련된 소문

인터넷이나 친구들 사이에 떠도는 이야기 중에는 잘못된 정보도 있으니 주의하세요.

질외 사정도 피임 방법인가요?
음경이 발기되고 사정하기 전, 쿠퍼액이라는 투명한 물질이 분비될 때 정자가 섞여 나오는 경우가 있어요. 그래서 사정 직전에 질에서 음경을 빼고 밖에 사정해도 임신이 될 수 있답니다.

생리 중이나 '안전한 날'에는 임신이 되지 않나요?
임신할 가능성이 있는 날은 배란일 전후지만, 배란이 언제 일어날지는 정확히 예측할 수 없어요. 성관계를 해도 절대 임신하지 않는 '안전한 날'은 없다고 생각하세요. 생리인 줄 알았는데 알고 보니 배란 때문에 생긴 출혈일 수도 있어요.

사정 후에 질을 씻으면 임신을 피할 수 있을까요?
사정된 수많은 정자는 즉시 자궁 안으로 달려가요. 샤워를 하거나 비데, 콜라 같은 탄산수로 질 안을 깨끗하게 씻으면 임신이 되지 않는다는 이야기는 헛소문이에요.

원치 않는 임신을 했어요

낳는 선택과 낳지 않는 선택이 있어요

피임을 잘해도 예기치 못하게 임신할 수 있어요. 임신 테스트기에서 양성 반응이 나오거나 불안할 때는 산부인과에 가서 검사를 받아 보세요. 임신주수 등을 빨리 확인하는 게 좋아요. 혼자서 고민하지 말고 성관계한 사람과 의견을 나누고, 가족과 보건실 선생님에게 도움을 요청하세요. 상담 시설의 문을 두드리는 방법도 있어요. 어떤 상황이라도 모든 청소년은 자신의 건강과 행복을 지키기 위해 의료와 지원을 받아야 해요.

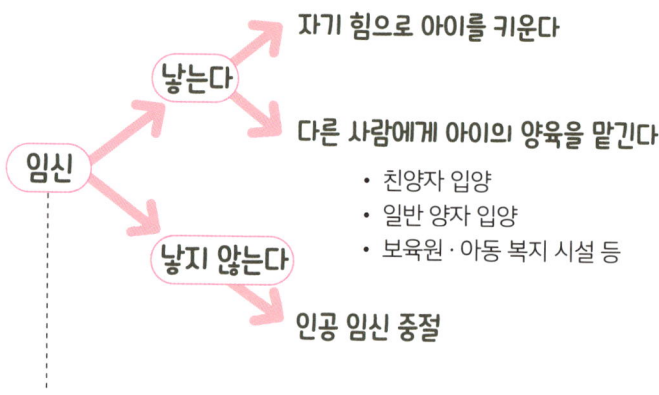

임신
- 낳는다
  - 자기 힘으로 아이를 키운다
  - 다른 사람에게 아이의 양육을 맡긴다
    - 친양자 입양
    - 일반 양자 입양
    - 보육원·아동 복지 시설 등
- 낳지 않는다
  - 인공 임신 중절

※ 임산부 중 약 10~15%는 자연적으로 임신이 끝나는 유산을 경험해요.

학교는…

임신한 학생을 일방적으로 퇴학시키는 것은 인권 침해에 해당하고, 일어나서는 안 되는 일이에요. 본인의 희망을 존중하며 대화로 해결 방법을 찾아야 해요.

결혼은…

우리나라에서는 만 18세 이상이 되면 결혼할 수 있어요. 결혼하지 않거나 이혼 등으로 생긴 한부모 가정은 나라에서 현금성 지원이나 의료 혜택 등 여러 방면으로 돕고 있어요.

인공 임신 중절이 뭐예요?

임신을 유지하기 어려워서 인공적인 방법으로 임신을 멈추게 하는 것을 **인공 임신 중절**이라고 해요. 우리나라에서는 2019년에 낙태죄가 폐지됐어요. 하지만 임신 중절이 허용되는 범위를 명시한 모자보건법이 남아 있어 법을 개정 중이에요. 임신 중절을 선택하는 여성은 저마다 이유와 배경이 있어요. 주변 사람들이 나서서 '임신 중절은 죄', '무책임한 선택'이라고 일방적으로 정의 내리고 비난하는 것은 옳지 않아요. 여성의 **건강**과 **권리**를 존중하는 시각을 갖춰야 해요.

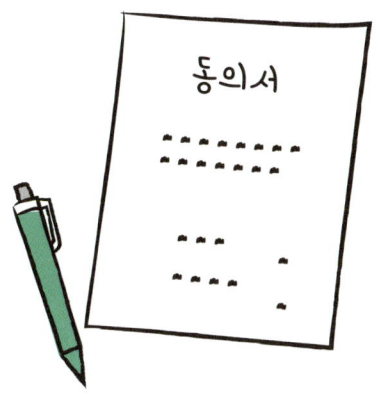

성인은 보호자의 동의가 필요 없어요. 하지만 수술 당사자가 만 19세 미만의 미성년자면 법정대리인(부모님)이 동의해야 중절 수술을 할 수 있어요.

초기 수술(~14주 미만)

기구를 사용해서 자궁 내 조직 등을 밖으로 꺼내는 **수술**을 해요. 수면 마취로 잠든 상태에서 수술하는 경우가 많아요. 당일 퇴원하거나 하루 정도 입원해요.

중기 수술(14~24주 미만)

질에 약을 넣어서 인공적으로 진통을 일으켜 **분만**하는 방법이 주로 실시돼요. 며칠 정도 입원해야 해요.

성전파 성감염질환이 뭐예요?

키스나 섹스로 옮는 감염증

키스나 섹스**(성적 접촉)**를 할 때 성기와 입이 맞닿거나 정액, 질 분비액, 타액 등의 체액이 점막에 닿아서 바이러스와 병원체가 사람에서 사람으로 옮겨지는 것을 성전파성감염질환이라고 해요. **성전파성감염질환**에는 여러 가지 종류가 있어요. 전염률, 증상, 치료법 등은 각각 다르답니다. 기본적인 예방법은 성적 접촉을 하지 않기, 올바른 방법으로 **콘돔**을 사용하기예요. 성전파성감염질환이 염려될 때는 검사와 치료를 받아야 해요.

임균
성기에서 노란색 또는 희끄무레한 색의 고름이 나오거나 소변을 볼 때 통증이 느껴지고 발열과 복통이 생기는 경우도 있어요.

클라미디아
증상이 잘 나타나지 않아서 알기 어려워요. 성기에서 투명한 고름이 나오거나 냉이 많아지는 경우도 있어요. 불임증의 원인이 되기도 해요.

HIV·에이즈
HIV에 감염되면 면역력이 떨어져서 심각한 병에 걸리기 쉬운 상태가 되는데 이 병을 에이즈라고 불러요. (129쪽 내용을 참고하세요.)

칸디다 질염
성기가 매우 가렵거나 따끔거리고 냉이 나오기도 해요. 성적 접촉이 아니더라도 스트레스나 항생 물질에 의해 생기기도 해요. (65쪽 내용을 참고하세요.)

성기 헤르페스·입술 헤르페스
성기나 입에 아픈 물집이나 발진이 생겨요. 치료해도 피곤하면 자주 재발해요. 입술 헤르페스는 식기를 공유하거나 키스로 감염되기도 해요.

매독
성기와 입술에 통증이 없는 멍울이 생기거나 손발에 빨간 발진이 나타나요. 온몸에 여러 가지 증상이 나타났다가 사라지거나 해요.

※ 이외에도 다양한 성전파성감염질환이 있어요.

콘돔의 올바른 사용법

콘돔은 **피임** 효과뿐 아니라 **성전파성감염질환 예방** 효과도 높아서 건강을 지키는 중요한 물건이에요. 고무, 폴리우레탄 등 다양한 소재로 만들어지고 사이즈도 다양해요. 휴대할 때는 지갑이 아니라 단단한 케이스에 넣어야 안전해요.

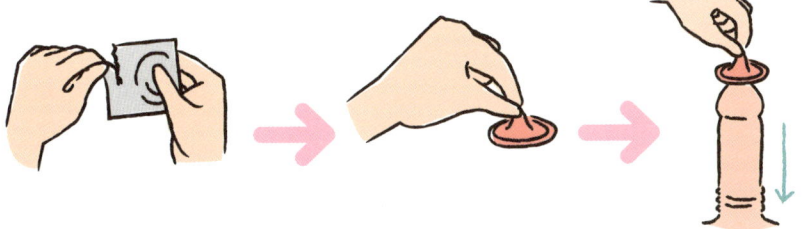

1 콘돔이 파손되지 않도록 포장지의 가장자리로 보내고, 톱니 부위를 끝까지 찢어요. 콘돔이 찢어지거나 구멍이 나지 않도록 조심히 꺼내요.

2 콘돔의 안쪽과 바깥 면을 확인하고, 엄지와 집게손가락으로 잡아요. 찢어질 수도 있으니 손톱을 사용하지 않도록 해요. 콘돔 끝 정액이 모이는 부분을 비틀어서 공기를 빼요.

3 발기한 음경의 포피를 벗기고, 귀두에 콘돔을 밀착시켜요.

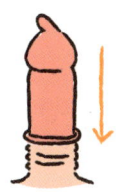
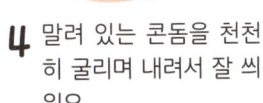
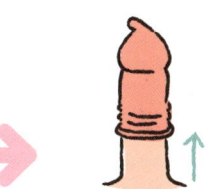
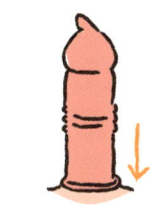

4 말려 있는 콘돔을 천천히 굴리며 내려서 잘 씌워요.

5 콘돔을 잡은 상태로 남아 있던 포피를 귀두 방향으로 올려요.

6 콘돔을 당겨서 포피의 뿌리 부분까지 확실하게 덮으면 끝이에요.

사정 후에는 정액이 빠져나오지 않게 즉시 콘돔의 입구 부분을 누르면서 벗겨내요. 사용한 콘돔은 정액이 흘러나오지 않게 묶고 휴지에 감싸서 일반 쓰레기로 버려요.

성전파성감염질환은 누구나 겪어요

누구나 겪을 수 있는 일이에요

성전파성감염질환은 '불특정 다수의 사람과 섹스하는 사람'만 감염되지 않아요. 질에 삽입하는 행위만이 아니라 키스나 다양한 성관계의 형태로 감염되는 경우도 있어요. 매독이나 HPV 감염증은 콘돔에 덮이지 않은 점막이나 피부가 닿아도 감염되기 때문에 콘돔으로 예방할 수 없을 때도 있어요.

나는 처음이지만 상대방이 이미 성 경험을 했다면 어떨까요? '나와 상관없는 문제'가 아니에요. 누구에게나 흔히 일어날 수 있는 일이에요.

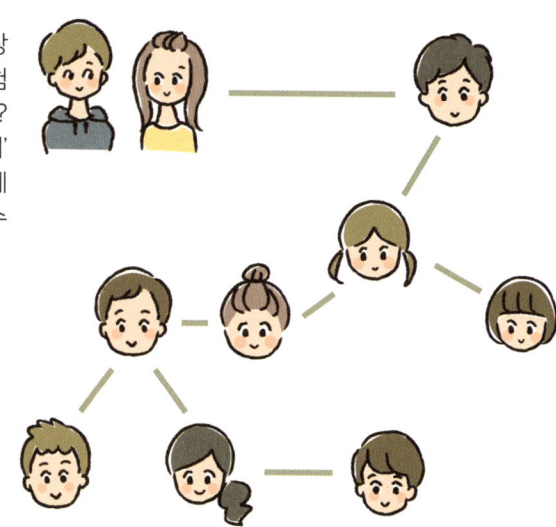

성전파성감염질환의 검사·치료를 받으려면

전국의 보건소에서 무료로 검사와 상담을 받을 수 있어요. 이름을 밝히지 않고 익명으로 받는 것도 가능하답니다. 산부인과나 비뇨기과에서는 검사뿐 아니라 치료까지 받을 수 있어요.

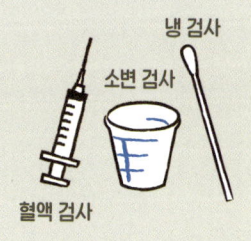

알고 있나요? **진화하는 HIV 치료**

HIV 바이러스는 악수, 포옹, 식기를 공유한다고 옮지 않아요. 삽입하는 성관계로 감염되는 경우가 많아요. 또한 HIV에 감염된 사람의 피를 수혈받거나 주사기와 주삿바늘 재사용, 출산할 때 감염되는 사례도 있어요. HIV에 감염되면 에이즈에 걸려서 많은 사람이 목숨을 잃던 시대도 있었어요. 하지만 지금은 빨리 검사를 받아서 약을 계속 복용하면 섹스를 해도 상대방에게 옮기지 않을 정도로 바이러스 양을 억눌러 에이즈가 평생 나타나지 않는 등 치료법이 진화하고 있어요.

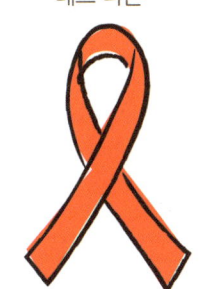

레드 리본

HIV·에이즈에 대한 이해와 HIV와 함께 살아가는 사람에 대한 응원을 나타내는 상징적인 표지.

알고 있나요? **암을 예방하는 HPV 백신**

HPV는 성관계 경험이 있는 사람의 80% 이상이 감염되어요. 감염된 후 암으로 발전하지 않는 사람도 있고 자궁경부암이 생기는 사람도 있어요. 항문암, 음경암, 식도암, 첨형 콘딜로마라는 성전파성감염질환의 원인이 되기도 해요. HPV 백신은 자궁경부암을 약 70% 예방하는 효과가 있고 성관계 경험 전에 접종하면 가장 효과가 높아요. 우리나라에서는 만 9~45세 이하 여성, 만 9~26세 이하 남성에게 접종을 권장하고 있어요. 만 20세 이상 여성이라면 2년에 한 번씩 자궁경부암 검진을 무료로 받을 수 있답니다.

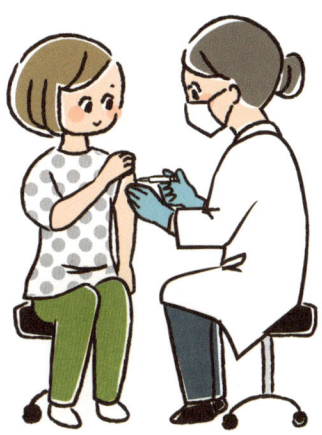

성관계에 대한 고민이 있어요!

궁금해요

섹스라는 행위를 처음 알고 깜짝 놀란 친구도 있을 거예요. 궁금한 점도 많겠죠.

성관계가 무서워요

임신이나 성전파성감염질환을 생각하니 무서워졌어요.

완벽하게 안전한 성관계는 없기 때문에 두려운 마음이 들 수 있어요. 그러나 성교육을 잘 받는 건 중요해요. 청소년 시기에 성교육을 잘 받으면 '성적인 행동에 신중해지고, 첫 성 경험의 연령이 올라간다'는 교육 효과가 확인되었어요. 안전한 성관계를 위해서는 몸과 마음의 성장, 올바른 지식, 상대방과 대등한 관계 등이 중요해요. 성관계에 대한 인식은 연령과 상대에 따라서도 바뀌기 때문에 자기만의 속도로 변화를 받아들이세요.

처녀막이 뭐예요?

처음 섹스를 하면 처녀막이 찢어져서 피가 나와요?

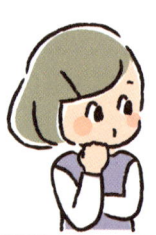 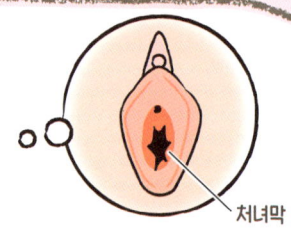

처녀막

질의 입구는 점막의 주름이 반지 모양으로 모여 있는데 의학적인 명칭은 **처녀막**(질막)이라고 해요. 생리혈이 자연적으로 흘러나오는 것만 봐도 알 수 있듯이 완전히 막혀 있지 않아요. 처녀막의 부드러움이나 형태는 사람마다 다르고 첫 섹스를 할 때 터져서 피가 나는 경우도 있지만 나지 않기도 해요. 통증도 개인차가 있어요. 편안하게 긴장을 풀고 천천히 성적 흥분을 느끼면 아픔이 줄어들기도 해요.

쌍둥이는 어떻게 생겨요?

왜 얼굴이 똑같은 쌍둥이도 있고 다르게 생긴 쌍둥이도 있을까요?

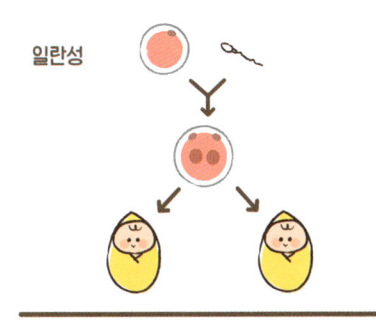

쌍둥이는 1% 정도의 확률로 태어나요. 하나의 난자와 하나의 정자가 만나서 생긴 하나의 수정란이 세포 분열을 할 때 두 개로 나뉘면 일란성 쌍둥이가 되어요. 이 경우는 유전 정보가 완전히 똑같기 때문에 얼굴이 똑같이 생겼지요. 난자가 두 개 배란되어서 각각 하나의 정자와 만나 수정란이 두 개 생기는 이란성 쌍둥이는 유전 정보가 형제처럼 달라서 얼굴이 닮을 수도 있고 닮지 않을 수도 있어요.

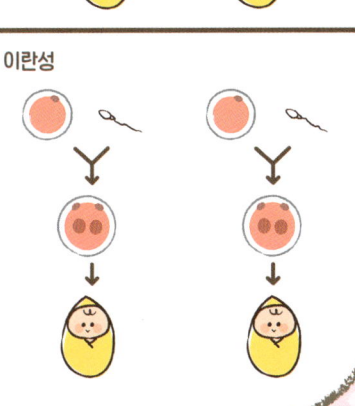

인공 임신 중절 수술을 하면 다시 임신할 수 없게 되나요?

불임이 될까 봐 걱정돼요.

임신 중절 수술이 다음 임신이나 출산에 영향을 미치는 일은 거의 없어요. 다만 금속제 기구를 사용하는 소파 수술 방법으로 진행할 경우 매우 드물게 자궁에 상처가 나서 불임증의 원인이 되기도 해요. 해외에서는 또 다른 방법으로 경구중절약을 보급하는 나라도 있어요. 하지만 여러 문제로 우리나라에서는 현재 경구중절약을 사용하는 것은 불법이에요. 안전한 중절과 피임 방법을 스스로 선택하는 것은 여성의 건강과 권리를 위해 중요해요.

엔미 선생님이 전하는 말

내 몸과 마음을 지킬 권리가 있어요

성과 임신에 관한 모든 부분에서 여성의 의사를 존중하고, 자기 몸에 대해 스스로 결정하는 '여성의 성·재생산 건강 및 권리(Sexual and Reproductive Health and Rights)'가 있어요. 예를 들어 출산 혹은 임신 중절, 언제 몇 명의 아이를 낳을지 등에 대한 결정권은 여성이 자기가 원하는 인생을 살기 위해서도 중요해요. 하지만 우리나라는 다른 나라와 비교해 선택할 수 있는 피임 방법이 적어요.

우리나라의 주요 피임법에는 남성용 콘돔, 복합경구피임약, 자궁 내 피임 장치, 피하이식 피임장치(임플라논) 시술이 있어요. 다른 나라에는 피임 주사, 피임 링 등 우리나라에서는 아직 승인되지 않은 다양한 피임법이 있죠. 우리나라에서는 잘못된 피임을 했을 때 복용해야 하는 응급 피임약도 병원 진찰과 처방전이 필요하고 비용이 들지만, 해외에서는 약국에서 저렴하게 구할 수 있고 청소년에게는 무료로 배포하는 나라도 있어요.

더불어 안전한 인공 임신 중절 수술은 여성의 건강과 권리를 지키는 일로 이어져요. 해외에는 1980년대부터 안전한 자연 유산 유도약(경구중절약)을 보급하거나 수술비가 무료인 나라도 있답니다.

성과 생식에 관한 권리를 지키기 위해서 피임과 중절 수술의 선택지는 공평하게 제공되어야 해요. 우리나라도 안전성을 철저히 검증해 선택지를 늘려 나갈 필요가 있어요.

4장
친구·SNS

매일 친구들과 즐겁게 지내면 좋겠지만, 싸움이나 오해가 생겨서 힘들 때도 있어요. 고민하고 실패해도 괜찮아요. 여러분에게는 새로운 미래가 기다리고 있답니다.

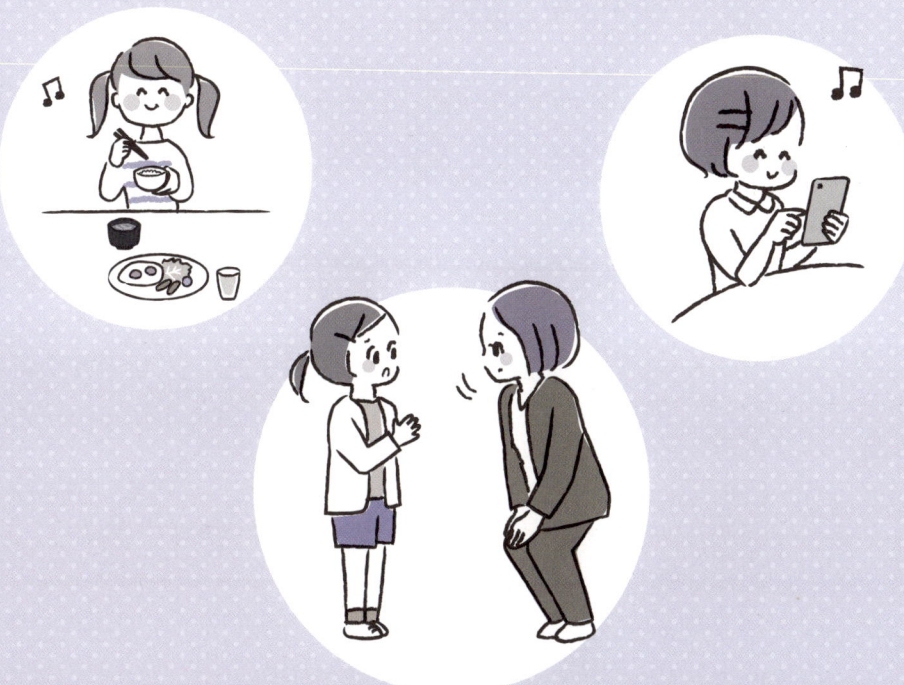

사랑도 우정도 고민이 많아요

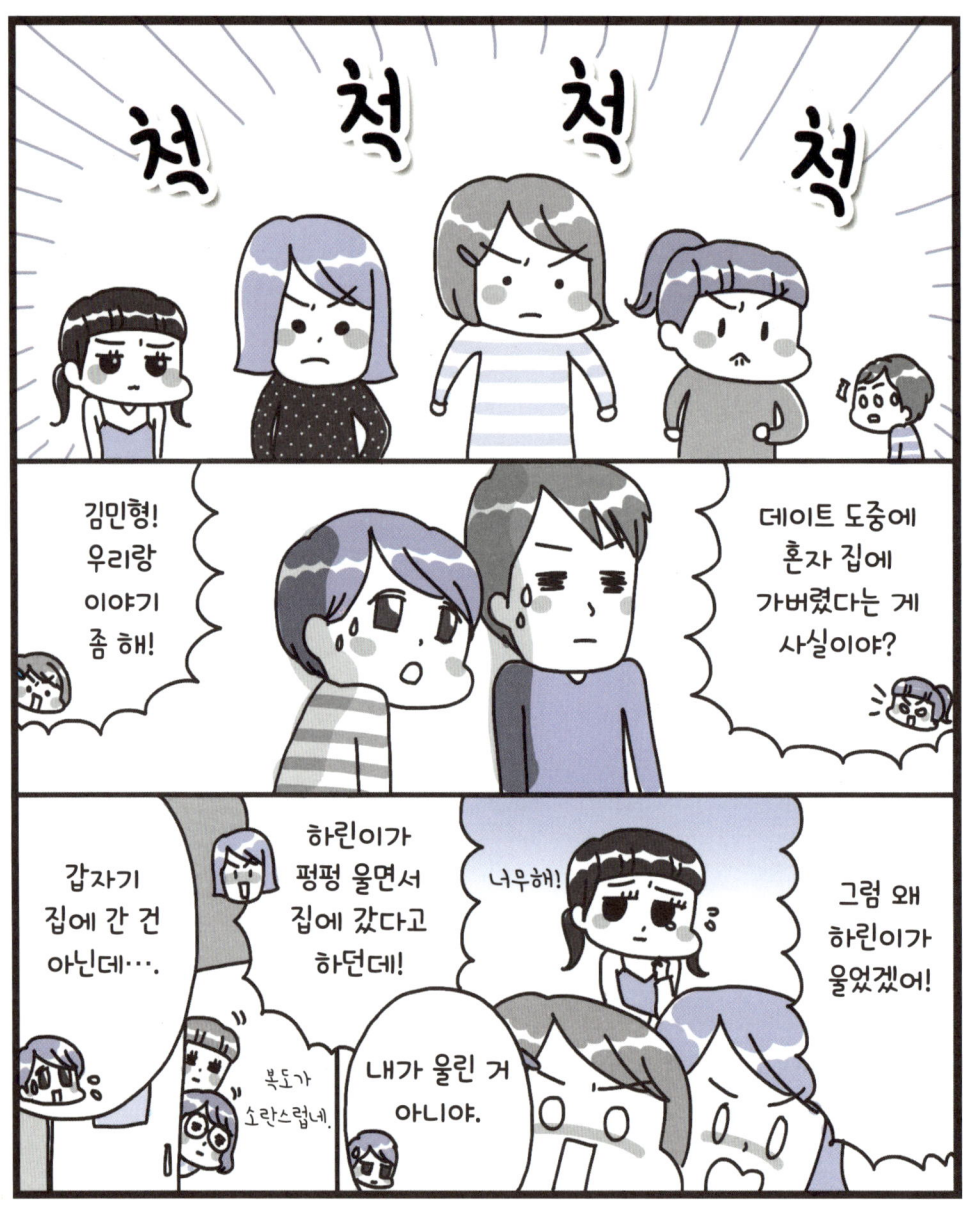

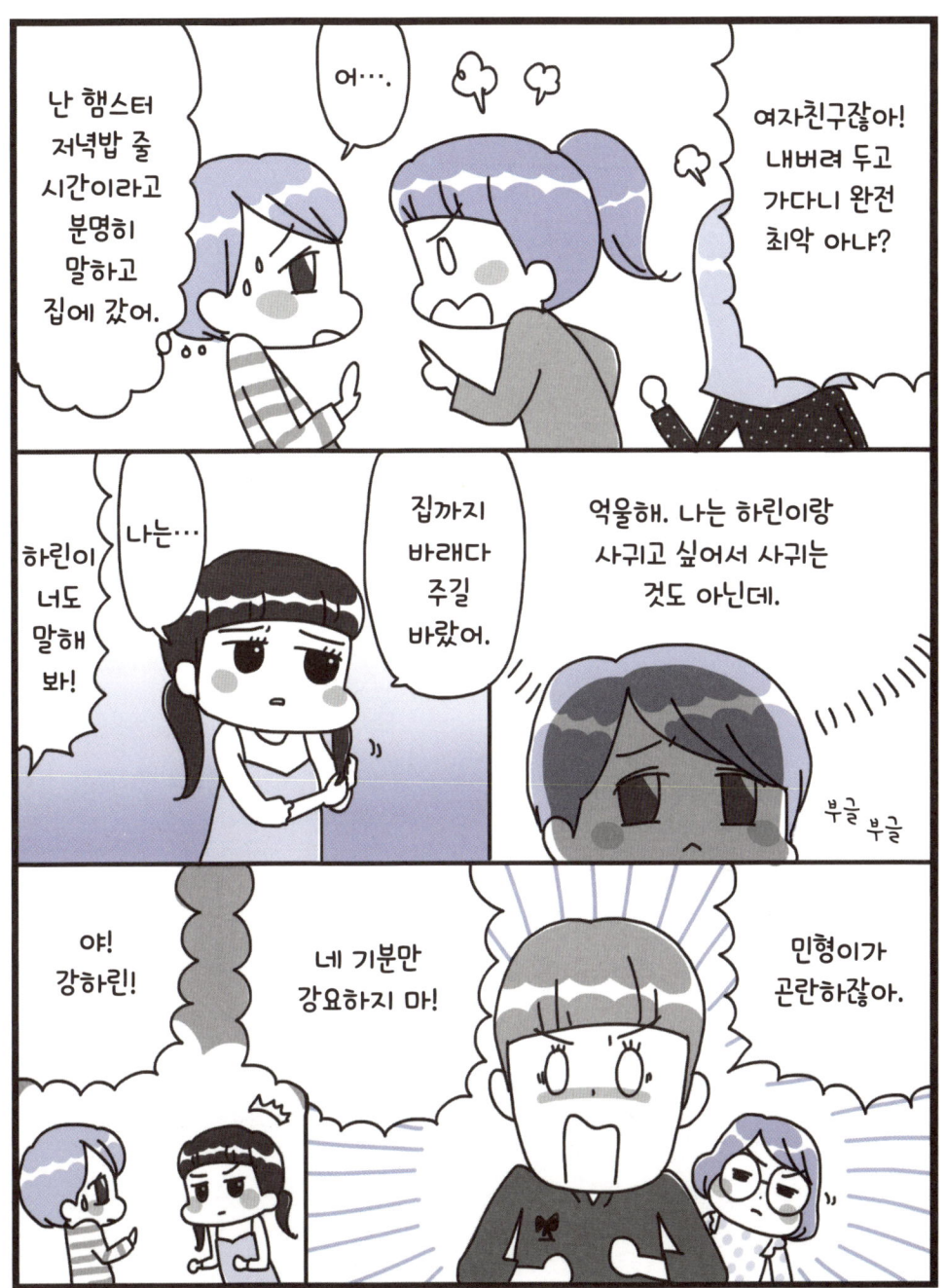

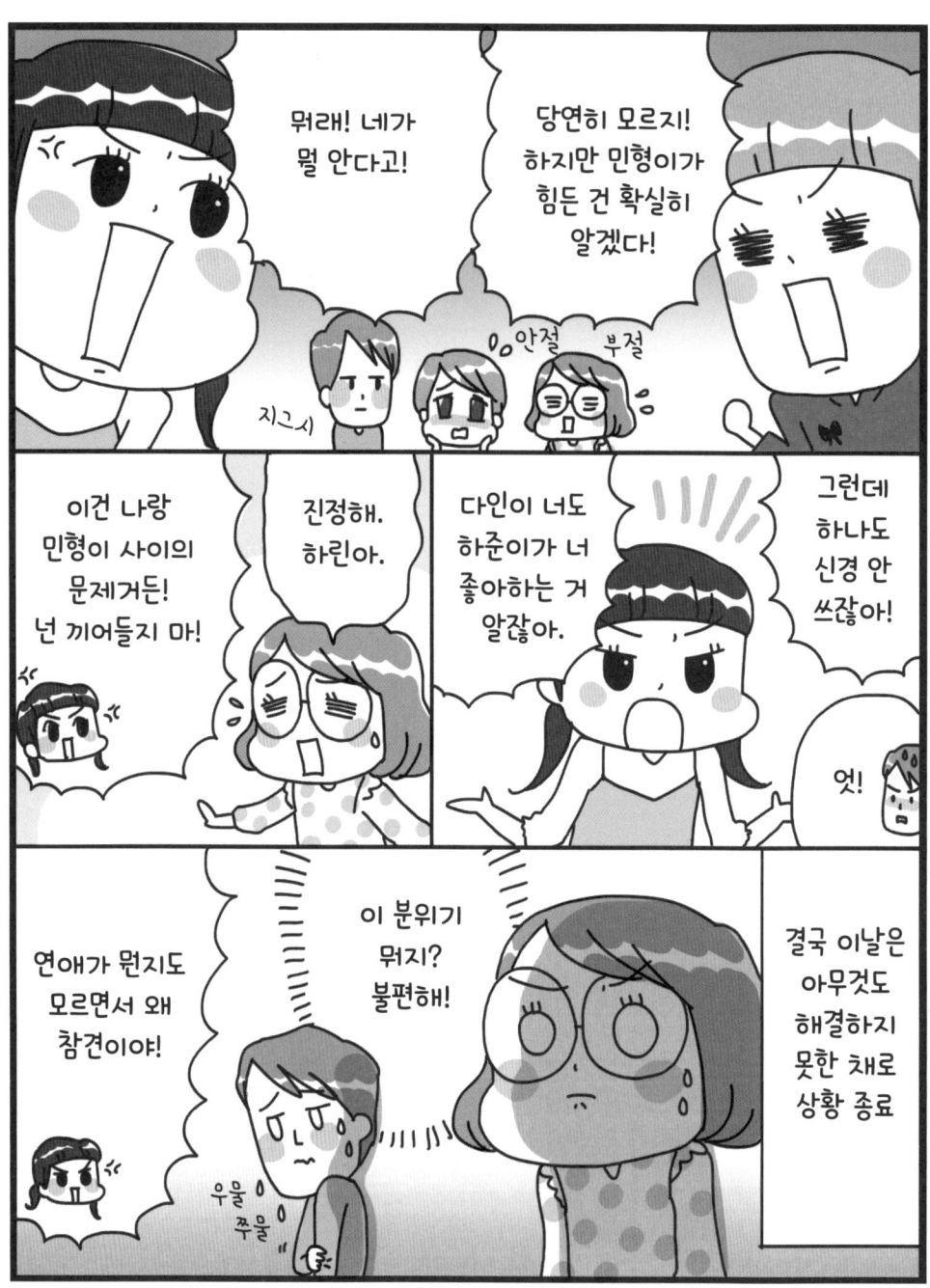

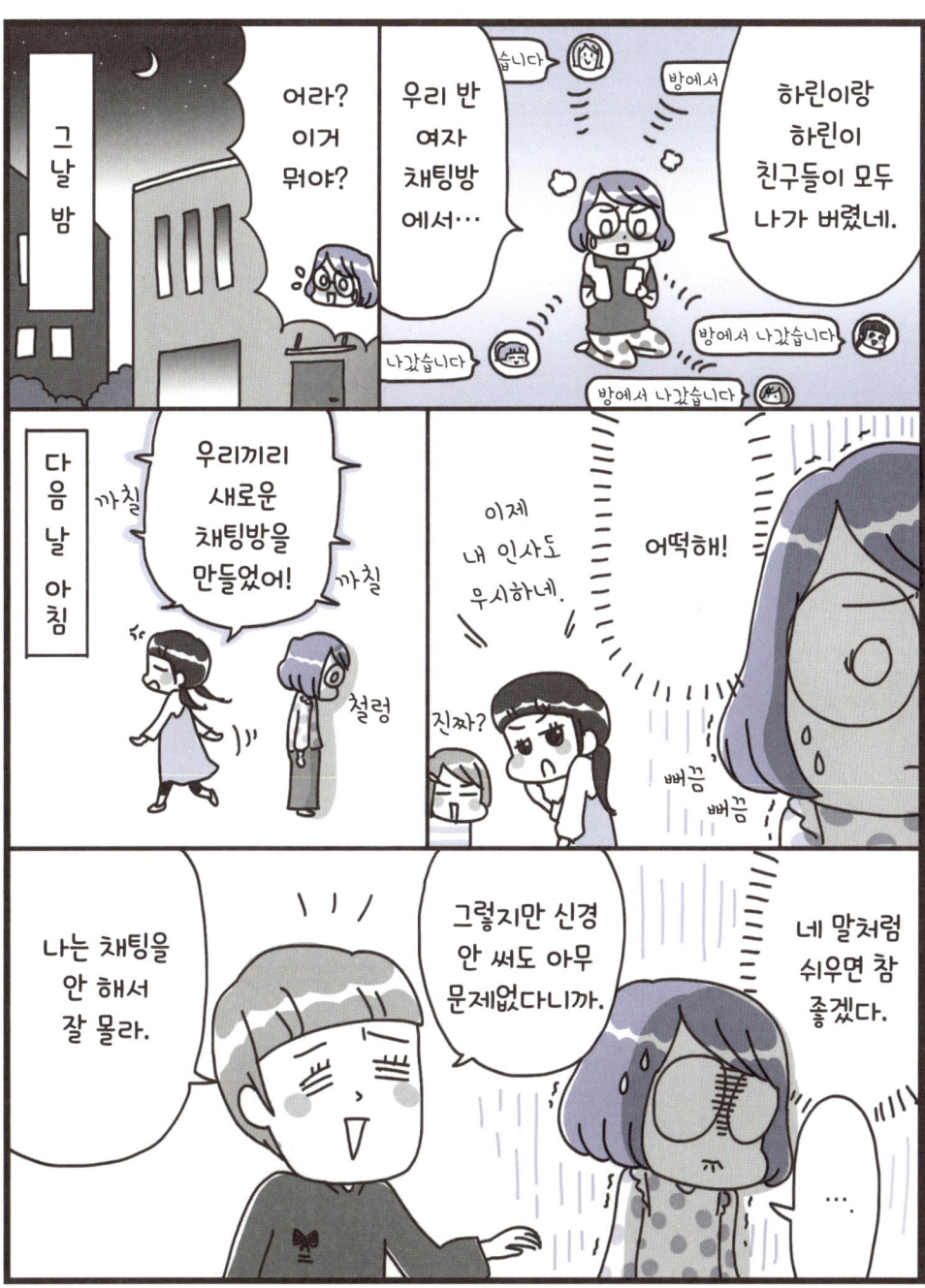

친구가 뭐예요?

친구는 서로 여러 영향을 주고받는 존재예요

친구가 있으면 즐거운 시간을 보낼 수 있기도 하고, 친구와의 관계 때문에 고민하고 슬퍼지기도 해요. 사춘기는 무엇을 하고 싶은지, 무엇을 좋아하고 싫어하는지와 같은 정체성이 형성되는 시기예요. 친구끼리는 서로 영향을 주고받으며 성장해요. 친구 관계에서도 다채로운 감정을 느끼게 되지요. 그런데 우정의 형태는 한 가지로 정의할 수 없고, 성장하면서 친구 관계도 점점 변해요.

긍정적인 영향

- 친구가 생겨서 학교생활이 즐거워졌다.
- 혼자서는 불안했던 일도 친구와 함께라면 용기가 샘솟는다.
- 힘든 일이 생겼을 때 함께 고민해 준다.
- 친구를 통해 다양한 분야를 접하면서 세계가 넓어진다.

부정적인 영향

- 친구 관계가 나빠져서 학교생활이 즐겁지 않다.
- 친구 눈치를 살피느라 참고 양보만 한다.
- 친구와의 약속을 우선하다 보니 공부 시간과 가족과 보내는 시간이 줄었다.
- 친구가 나를 질투하고 괴롭힌다.

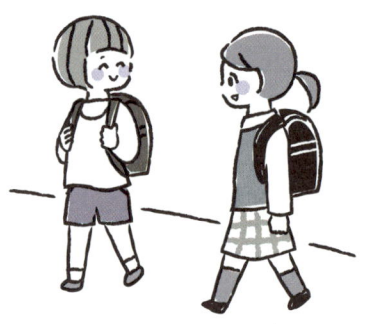
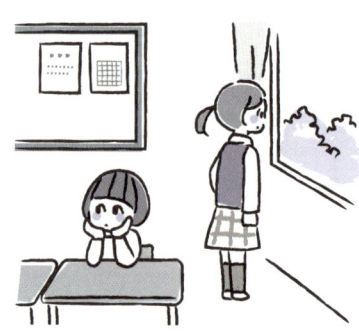

언제나 친구 뜻에 따르고 함께 다니는 것만이 우정은 아니에요. 내키지 않을 때는 "싫어."라고 말할 수 있고, 의견이 다를 때는 서로의 뜻을 존중하는 것도 우정의 한 모습이에요.

무조건 친구한테 맞추지 않아도 괜찮아요

친구의 의견과 행동이 내 생각과 다르다고 느낄 때도 있어요. 그래서 함께 있는 시간이 즐겁지 않다면 억지로 친구에게 맞추지 않아도 괜찮아요. 내 기분도 중요하게 생각하세요.

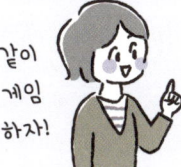 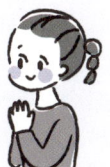

프라이버시를 지켜요

친구가 둘만의 비밀을 다른 사람에게 함부로 말하면 상처받겠지요. 신뢰할 수 있는 관계는 쉽게 얻을 수 없고 소중해요. 만약 친구가 내게만 고민을 털어놓았을 때 '어른의 도움이 필요한 일'이라고 생각되면 먼저 친구에게 그 의견을 말해요.

서로 솔직하게 말해요

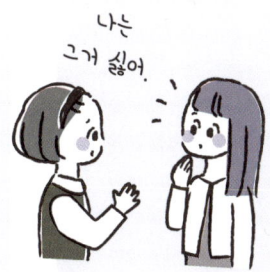

만약 친구가 내게 '싫은 행동'을 하면 솔직한 마음을 전달해요. 이 상황에서는 "싫어."라고 말해도 '네가 싫어졌어.'라는 의미가 아니니까요.

다양한 우정의 형태가 있어요

같은 반이거나 취미가 나와 비슷한 친구도 있고 전혀 다른 친구도 있어요. 성별, 국적, 신체 장애와 같은 차이는 우정의 걸림돌이 되지 않아요. 같은 반이 되어도 여러 사람이 한곳에 모였기 때문에 모두 사이좋게 지내기는 어려울 수도 있어요.

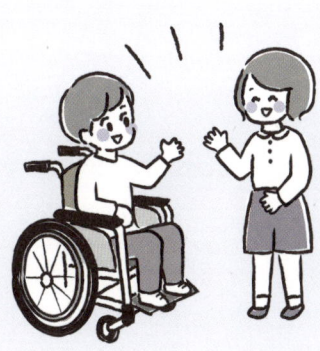

어린이가 갖는 권리를 알아봐요

어린이에게도 권리가 있어요

이 세상에 태어난 아이들이 한 명도 빼놓지 않고 행복하게 살 수 있도록 기본적인 인권을 지켜 주는 <mark>유엔아동권리협약</mark>이 있어요. 아직 어리기 때문에 하나부터 열까지 어른이 대신 관리해 줘야 하는 것은 아니에요. 어린이도 권리의 주체랍니다. 권리 협약에서 볼 수 있듯이 성별과 인종 등을 이유로 차별받지 않아야 하고, 어른이 대신 결정할 때는 언제나 '아이에게 가장 좋은 선택'을 우선해야 해요.

아동 권리 협약 4대 권리

발달권
교육, 놀이, 휴식, 생각, 믿음의 자유를 보장받아서 자기답게 성장해요.

참여권
자신의 의견을 말할 수 있고 모임을 만드는 등 자유롭게 활동할 수 있어요.

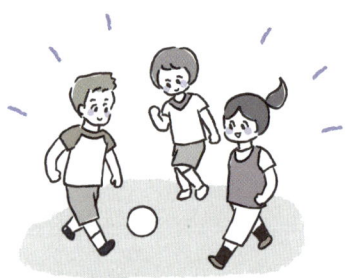
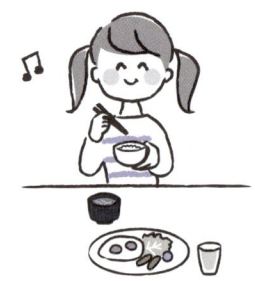

생존권
안전한 곳에 지내면서 충분한 영양을 섭취하고 질병과 상처 치료를 받는 등 생명을 지키기 위한 보호와 지원을 받아요.

보호권
여러 형태의 폭력, 학대, 착취, 과도한 노동으로부터 보호받아요. 장애가 있는 아이는 특히 보호받아요.

집단 따돌림은 인권을 무시하는 행동이에요

==집단 따돌림==은 그 사람이 가진 행복하게 살 권리를 해치고 목숨과 안전을 위협하는 행동이에요. 몸에 대한 폭력뿐 아니라 소외, 모함, 무시처럼 괴롭힘의 종류는 다양하고 그중에는 ==범죄 행위==에 해당되는 경우도 있어요. 나쁜 의도가 없었다고 해도 상대방이 몸과 마음에 고통을 느꼈다면 모두 괴롭힘이에요. 직접 괴롭히지 않아도 놀림거리로 삼거나 알면서도 모르는 척하는 것 역시 잘못된 행동이에요. 집단 따돌림을 없애기 위해서는 집단 따돌림이 다른 사람의 인권을 침해하는 용서받지 못할 행위라는 사실을 분명히 알아야 하고, 예방법에 대해 머리를 맞대고 고민해야 해요.

다양한 괴롭힘

폭력과 폭언

폭력은 몸을 때리고 물건을 던지는 신체적인 괴롭힘이에요. 폭언은 험담이나 욕설을 비롯해서 "꺼져.", "네까짓 게!" 등 모욕을 주는 언어적인 괴롭힘이에요.

무시

모르는 척, 못 본 척, 못 들은 척하며 무시하는 것도 괴롭힘이에요. '마음에 안 든다', '짜증난다' 등의 이유로 그룹에서 따돌리기도 해요.

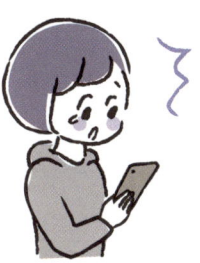
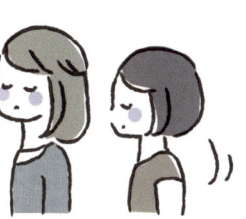
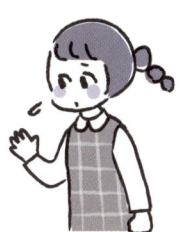

사이버 폭력

SNS에 글과 사진을 멋대로 올리고 채팅방에서 강제 퇴장시키는 행위 등이 포함돼요. 사이버 폭력은 익명성이라는 특징 때문에 문제가 잘 드러나지 않아요.

성적 괴롭힘

상대방의 동의 없이 프라이빗 존을 만지고 사진과 동영상을 촬영하는 등 성적 수치심을 주는 말이나 행동을 뜻해요. 자위를 시키고 억지로 키스나 성관계를 하는 성폭력도 성적 괴롭힘에 해당돼요.

SNS는 항상 재미있을까요?

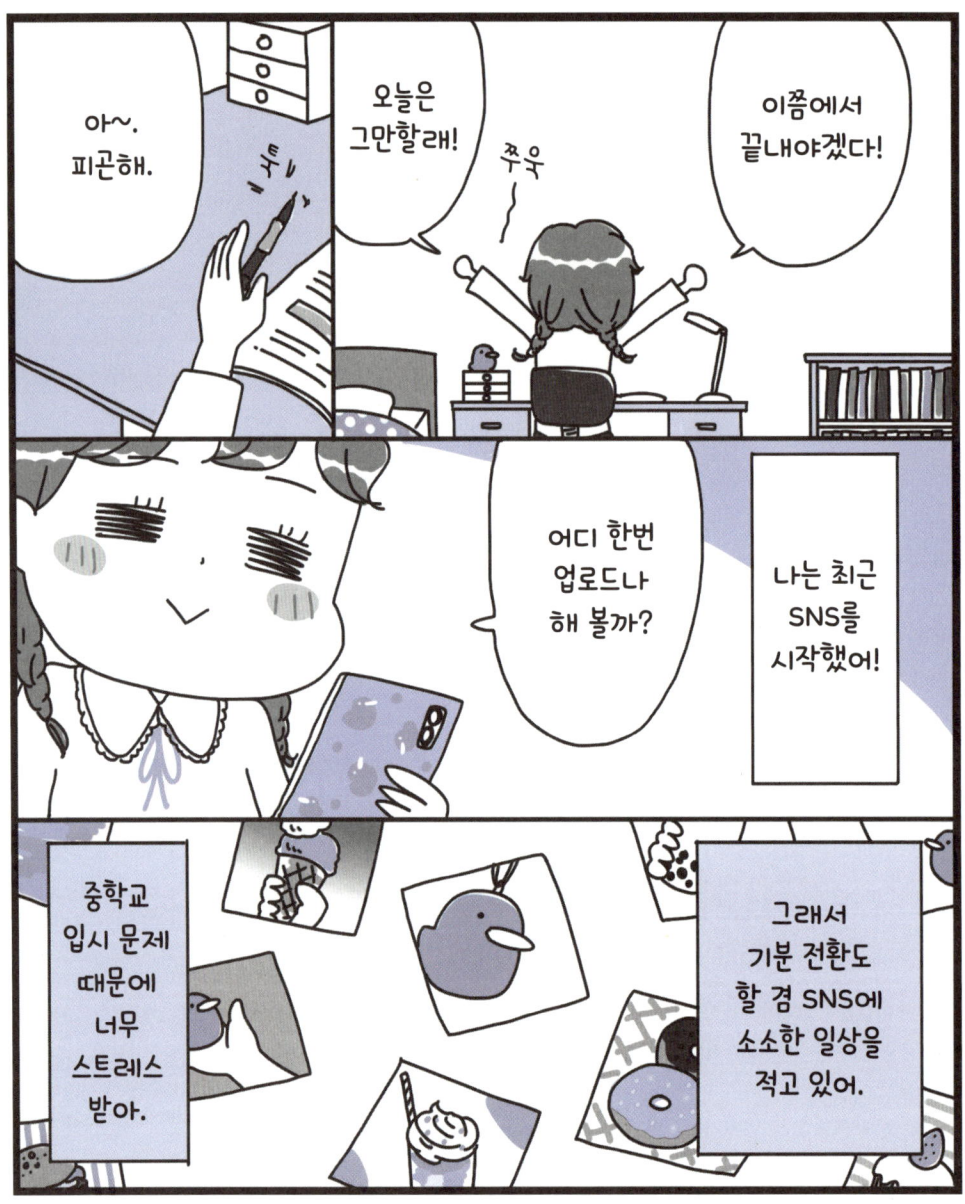

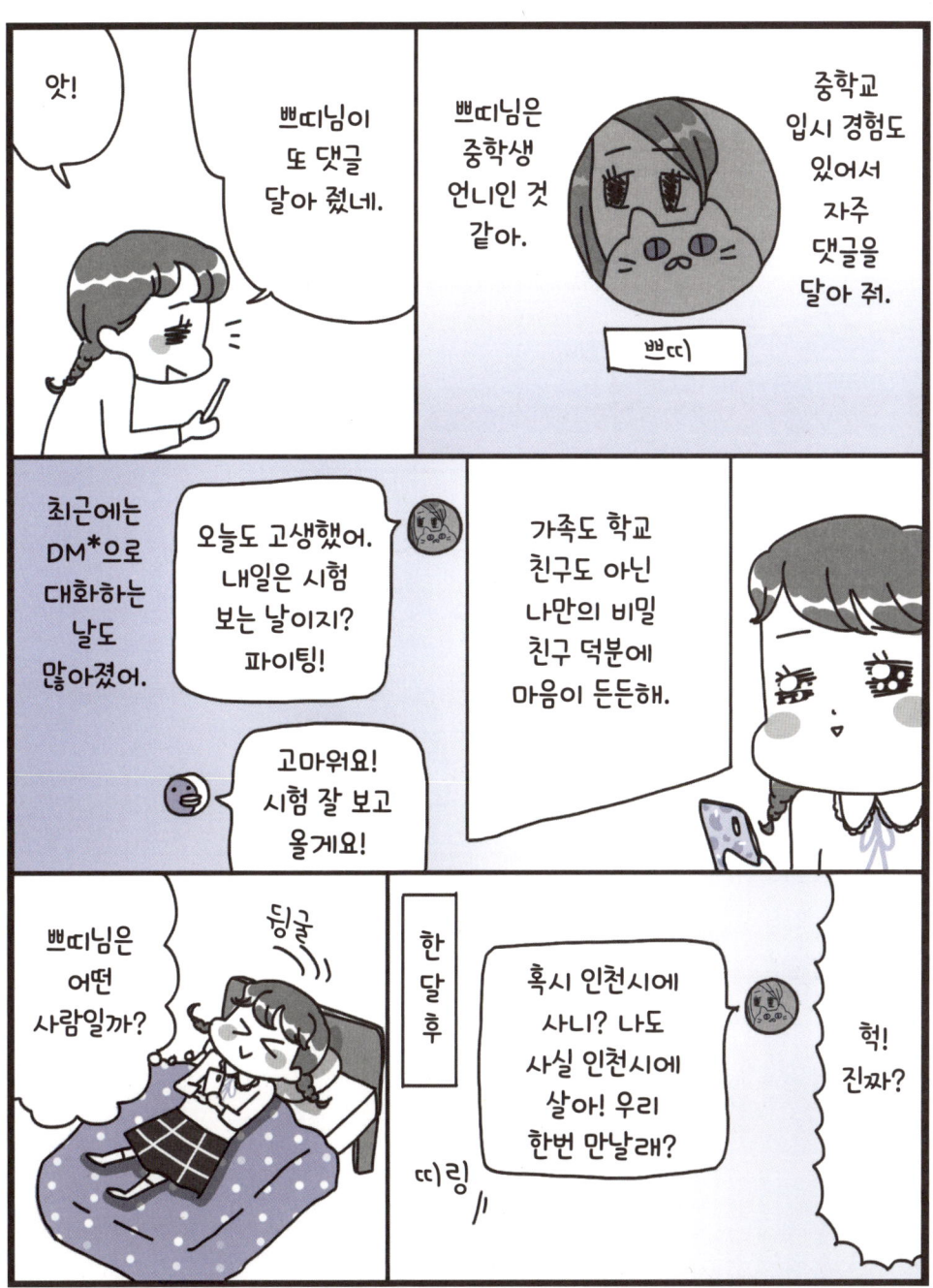

* DM: 'Direct Message'의 줄임말이에요. 상대방에게 직접 개별 메시지를 보낼 수 있어요.

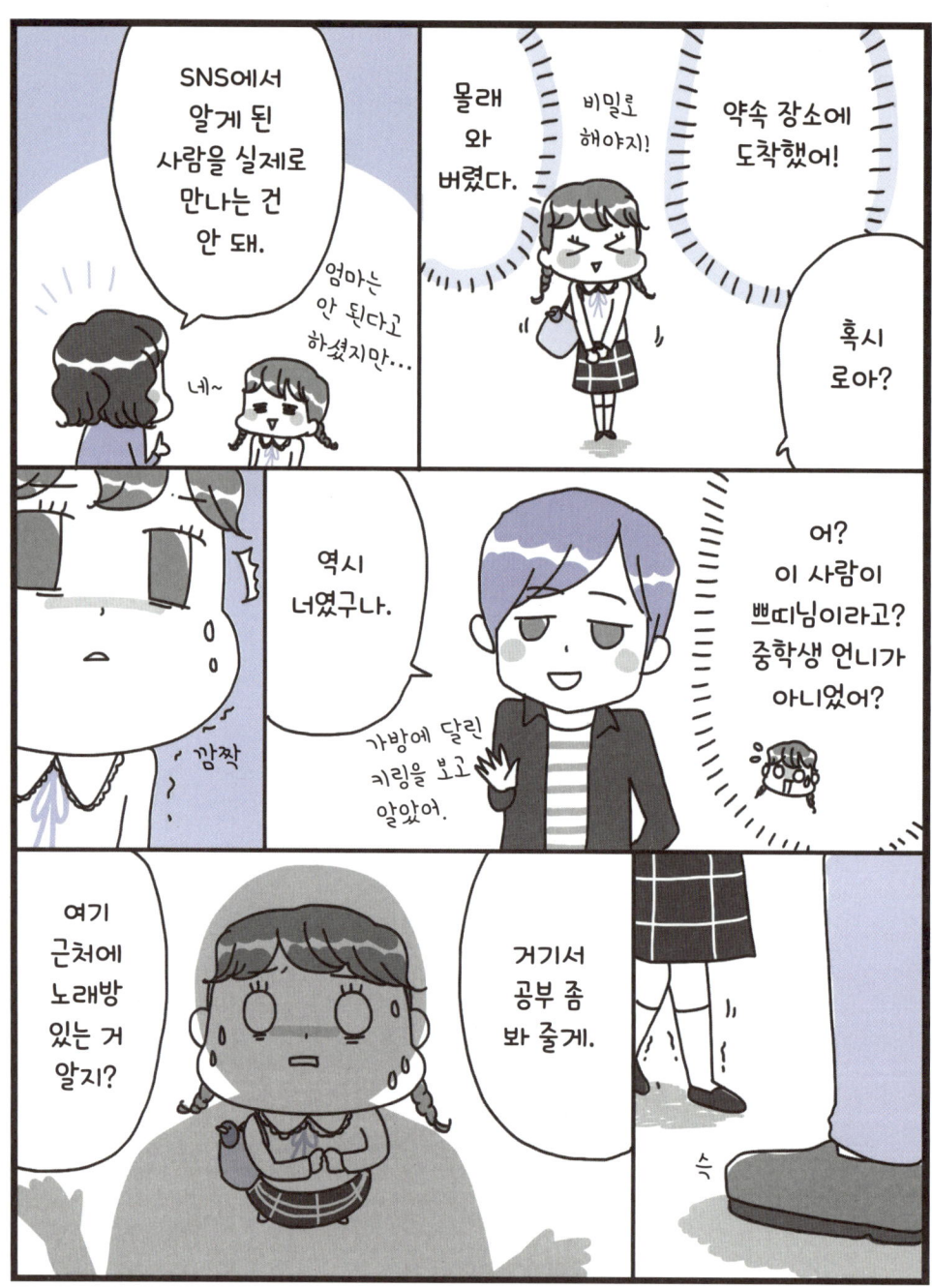

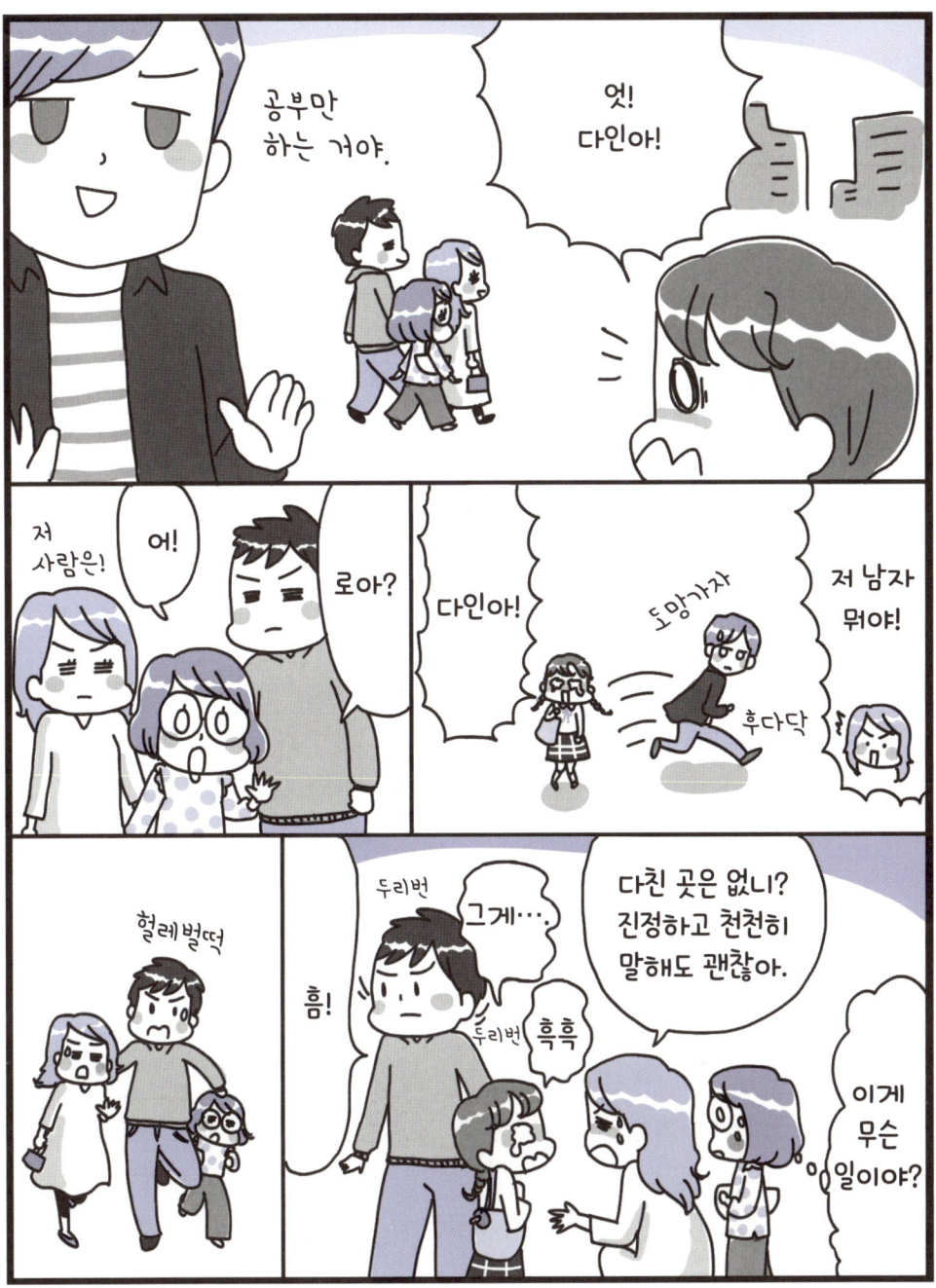

인터넷과 SNS를 알아봐요

세계 구석구석까지 퍼진 인터넷과 SNS

인터넷은 정보를 모으고 다양한 사람과 소통할 수 있어서 편리해요. **SNS**는 소셜 네트워크 서비스(Social Network Service)의 줄임말로 온라인 커뮤니티 사이트를 가리켜요. 자유롭게 정보를 주고받고 언제 어디서나 쉽게 메시지를 보내거나 대화할 수 있어요. 가족과 친구뿐 아니라 모든 사람과 연결될 수 있기 때문에 자신의 세계를 넓힐 수 있답니다.

인터넷·SNS의 편리함

다른 사람과 연결되어요
언제라도 즉시 메시지를 보내거나 통화로 연락할 수 있어요. 일상에서 소통 도구로 사용할 수도 있어요.

정보를 얻을 수 있어요
알고 싶은 정보를 간단하게 조사할 수 있어요. 다양한 학습 채널이 있어서 공부할 때 활용할 수도 있어요.

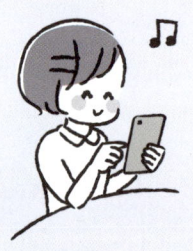

쉼터가 되어 줘요
본명을 밝히지 않아도 되기 때문에 속마음이나 고민을 말할 수 있기도 해요. '이런 공간이 있어서 다행이야.'라고 생각하며 편안함을 느낄 수 있어요.

세계가 넓어져요
다양한 사람의 SNS를 들여다보는 것만으로도 '이런 세상도 있구나.', '재밌어 보인다.' 하고 설레게 되어요. SNS를 통해 전 세계 사람과 교류할 수 있어요.

SNS에는 즐거움만 있지 않아요

SNS는 편리하고 즐겁지만, 어린이나 청소년이 상처받을 수 있는 위험한 사건도 일어나요. 실제로 얼굴을 마주 보고 분위기를 알아챌 수 있는 직접적인 소통과 다르게 스마트폰이나 컴퓨터 화면으로만 이야기를 나누기 때문에 거짓 정보에 속기 쉽고, 심각한 문제에 휘말리기도 해요. 또한 경솔하게 개인정보와 사진을 보내고는 "아차! 실수했다!"라며 뒤늦게 삭제해도 이미 전달된 개인정보는 걷잡을 수 없이 퍼져 나갈 수 있어요.

인터넷·SNS에는 이런 면도 있어요

직접적인 소통과 달라요

화면 속 글자와 이모티콘으로 주고받는 대화는 감정이 제대로 전달되지 않거나 오해를 불러일으키는 경우가 있어요. SNS라서 말할 수 있는 이야기도 있지만, 내용과 상대에 따라서 SNS로 전달해야 할지 직접 만나서 대화하는 편이 좋을지 생각해 보세요.

스마트폰 의존증

SNS에 게시글을 올리면 사람들이 '좋아요'를 눌러 주는 기능 때문에 칭찬받고 싶은 인정 욕구가 채워질 때도 있어요. 반대로 '좋아요'를 눌러 주는 사람이 없으면 부정당한 기분을 느낄 수도 있어요. 게다가 SNS를 들여다보지 않으면 불안하거나 종일 스마트폰을 손에서 놓지 못하는 경우도 있답니다.

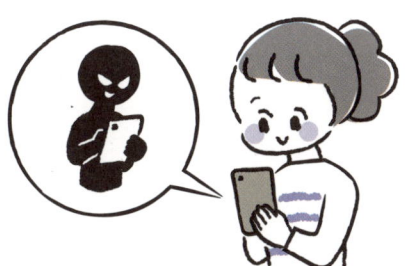

위험한 사람과 유해 정보 사이트

세상에는 좋은 어른도 있지만 아이를 속이고 나쁜 짓을 하는 어른도 있어요. SNS에서는 위험한 어른과도 쉽게 연결될 수 있는 만큼 범죄에 휘말릴 가능성이 있지요. 악성 온라인 게임을 눌렀다가 고액의 과금 청구서를 받는 일도 있어요.

인터넷을 올바르게 사용해요

디지털 리터러시를 익혀요

정보화 사회 속에서 상처받지 않고 인터넷과 SNS 등을 안전하게 사용하기 위한 사고방식을 아울러 **정보 윤리**라고 해요. 또한 인터넷 정보를 정확하게 이해해서 적절하게 활용하는 힘을 **디지털 리터러시**라고 하지요. 정보를 받을 때나 보낼 때는 조심해야 해요. 어른과 아이가 함께 공부해서 **필터링** 기능을 포함한 사용 규칙을 만들어 나가면 도움이 될 거예요. 필터링 기능을 이용하면 불필요하거나 조건에 맞지 않는 정보를 걸러 낼 수 있어요.

개인정보는 공개하지 마세요

이름, 학교, 주소, 얼굴 사진 등 개인정보는 아주 조금이라도 공개하지 않는 편이 안전해요. 내 정보는 물론 친구와 가족의 정보도 주의하세요. 누군가에게 특정되거나 표적이 될 수도 있어요.

다른 사람의 험담은 쓰지 마세요

가벼운 마음으로 썼더라도 상대방은 큰 상처를 받을 거예요. 누가 썼는지 밝혀지면 범죄 행위로 조사받을 수도 있어요.

너무 빠지면 곤란해요

밤늦게까지 게임이나 SNS를 하면 수면 부족으로 생활이 불규칙해지겠죠. 인터넷을 사용할 때는 시간과 목적을 정해요. 또한 늦은 시간에 메시지 답장을 요청하는 행동은 예의에 어긋나요.

온라인 친구와 직접 만나고 싶어요

SNS를 통해서 친구를 사귀거나 좋아하는 사람이 생길지도 몰라요. 하지만 성적인 행위나 나쁜 목적으로 접근하는 사람이 있는 것도 사실이에요. 어떤 사람은 가짜 사진을 보내서 성별과 나이를 속이기도 해요. 꼭 만나고 싶을 때는 가족 등 어른과 상의하세요.

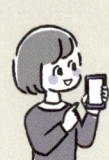
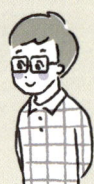

아래에 설명한 내용 이외에도 생각지 못한 사건과 사고가 일어나기도 해요. 인터넷과 SNS를 오래오래 즐기기 위해서는 디지털 리터러시를 갖춰서 안전하고 올바르게 사용해요.

거짓 정보를 퍼트린 것 같아요

인터넷이나 SNS에는 거짓 정보로 만든 <mark>가짜 뉴스</mark>도 있어요. '긴급 상황!', '지인에게 모두 알려 주세요'라고 강조하거나 불안감을 조성하는 표현은 특히 경계해야 해요. 의심 없이 퍼트리지 말고 정보의 근원지를 확인하세요.

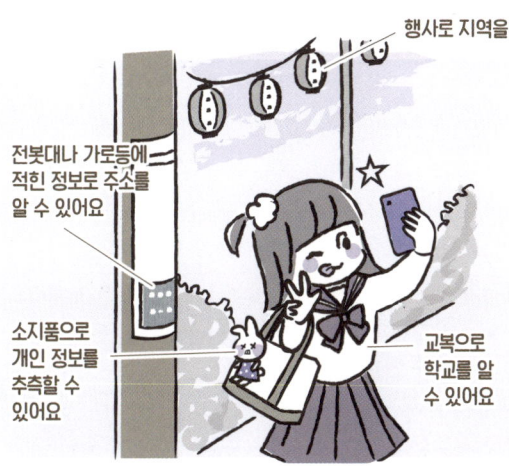

행사로 지역을 알 수 있어요
전봇대나 가로등에 적힌 정보로 주소를 알 수 있어요
소지품으로 개인 정보를 추측할 수 있어요
교복으로 학교를 알 수 있어요

SNS에 사진을 올렸더니 모르는 사람이 기다리고 있었어요

이름과 주소를 적지 않아도 사진과 게시글을 통해 사는 지역이나 학교 등을 알아내는 경우가 있어요. 개인정보를 악용하거나 기다리고 뒤쫓는 <mark>스토킹</mark>을 당할 위험이 있으니 조심해야 해요.

친구와 찍은 사진을 말없이 SNS에 올렸더니 화를 냈어요

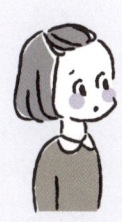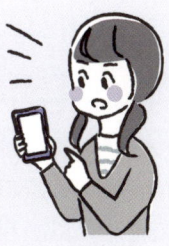

친구의 동의 없이 사진을 촬영하거나 SNS에 게시하면 안 돼요. 누구에게나 자기 모습을 다른 사람에게 함부로 찍히고 공개되지 않도록 지키는 <mark>초상권</mark>이라는 권리가 있어요. SNS가 친구끼리만 볼 수 있도록 설정되어 있더라도 사진을 본 친구가 퍼뜨릴 가능성이 있어요. 친구의 개인정보 역시 소중히 다루고 사진을 SNS에 올릴 때는 반드시 동의를 구해야 해요.

SNS에서 성과 관련된 문제가 생겼어요

인터넷과 SNS에서는 성과 관련된 문제가 자주 일어나요. 성폭력 피해를 당해도 "그런 앱을 다운로드한 네 잘못이야.", "제대로 거절하지 않은 탓이야." 등 피해자에게 책임을 돌리는 사람도 있어요. 하지만 가해 행위가 나쁘고 피해자는 나쁘지 않아요.

SNS에서 사귄 여자 친구가 "속옷 사진 교환하자."라고 해서 전송했어요

SNS에서 알게 된 사람에게 속아서 속옷 차림, 나체 사진, 동영상을 촬영당하거나 전송할 수도 있어요. 이렇게 디지털 기기를 이용하여 개인의 성적 자기 결정권을 침해하는 행위를 **디지털 성폭력**이라고 해요. 어린이의 성적인 사진이나 동영상은 **아동 포르노**가 되어 불법 사이트에서 큰돈을 받고 거래되거나 성관계를 하지 않으면 온 세상에 공개하겠다고 협박 도구로 사용되는 경우도 있어요. 범죄자들은 피해자가 방심하도록 또래의 동성 친구인 척 접근하기도 해요. 아무에게도 개인적인 사진을 보내지 않아야 하지만, 만약 보냈다고 해도 여러분의 잘못이 아니에요. 여러 상담 기관이 있으니 도움을 요청하세요. (156쪽 내용을 참고하세요.)

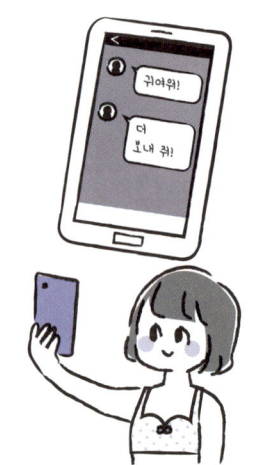

애인이 '키스 동영상'을 요구해요

두 사람만의 비밀이나 추억으로 키스 장면을 기록하고 싶을지도 몰라요. 하지만 아무리 사랑하는 사이라도 키스나 자위, 섹스 등 성적인 사진과 동영상을 촬영하는 것은 절대 추천할 수 없어요. 애인이 친구에게 전송할 수도 있고 헤어진 뒤에 보복하기 위해 동영상을 퍼뜨리는 **리벤지 포르노** 피해를 입을 수도 있어요. "싫어."라고 딱 잘라 거절해야 해요.

SNS에서 '모델 제의'를 받았어요

"너라면 모델 할 수 있어.", "아이돌 1일 체험 시켜 드려요!" 같은 달콤한 말로 어린이와 청소년을 속이는 나쁜 어른이 있어요. 만나면 강제로 몸을 만지거나 아동 포르노나 **성인 비디오**(AV)를 찍힐 수도 있어요. 아이를 성적으로 상처 입히는 행위는 결코 용서받지 못할 범죄예요. SNS에서 알게 된 사람에게 초대받아도 혼자 판단해서 행동하지 말고, 가족과 가까운 어른에게 의견을 물어봐야 해요. 여러 상담 기관이 있으니 도움을 요청해도 좋아요. (156쪽 내용을 참고하세요.)

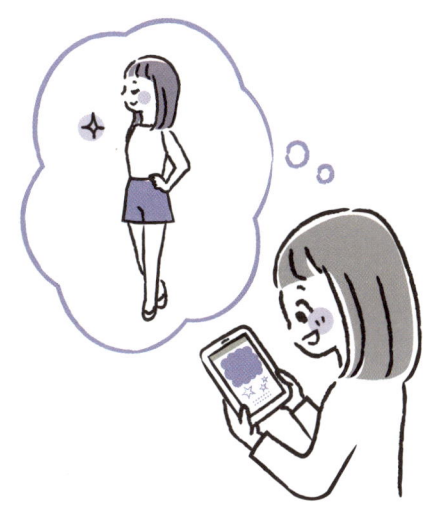

야한 광고를 눌렀더니 비싼 요금이 청구됐어요

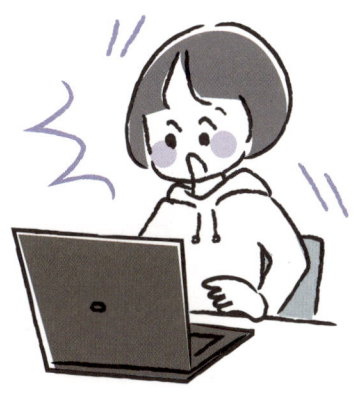

성인 사이트의 광고나 동영상 재생 버튼을 무심코 누르면 '유료 회원 등록', 'O만 원 결제' 같은 화면이 나오기도 해요. 이것은 **피싱 사기**에 해당되며 지불하지 않아도 괜찮아요. 침착하고 신속하게 화면을 닫아요. 사이트에 직접 연락하지 말고 도움을 받을 수 있는 상담 기관에 연락해요. (156쪽 내용을 참고하세요.)

성폭력이 뭐예요?

동의 없는 모든 성적 행위를 말해요

성적 동의가 없는 성적 행위와 대등한 관계성이 아닌 강요된 상황에서 일어나는 성적 행위를 모두 성폭력이라고 해요. 모르는 사람에게 당하는 경우도 있지만 애인이나 친구, 가족, 선생님처럼 아는 사람에게 당하는 경우도 있어요. 성별, 연령, 외모, 복장과는 상관이 없고 이성이나 동성 사이에서도 일어날 수 있어요. 아이에게 성행위와 성인 비디오를 보여 주는 일, 인터넷과 SNS의 디지털 성폭력 등 직접 몸에 닿지 않는 행위도 성폭력에 포함돼요.

추행
지하철이나 길 등에서 가슴, 엉덩이, 성기 등을 만진다면 추행이에요. 자기 성기를 보여 주거나 만지게 하는 행위도 마찬가지예요.

가정 폭력·데이트 폭력
부부나 연인 사이에서 일어나요. 상대방이 다정할 때도 있기 때문에 폭력인 줄 모르는 경우도 있어요.

강간
동의 없이 강제로 성관계하는 범죄예요.

성적 학대
상대방의 동의가 없는 성적 접촉이에요. 부모 자식이나 형제 사이에서도 일어나요.

디지털 성폭력
인터넷과 SNS에서 주로 일어나요. 초·중·고등학생의 피해가 많아요.

불법 촬영
스마트폰이나 소형 카메라로 속옷 사진이나 알몸을 몰래 촬영하는 거예요.

성희롱
학교, 직장 등에서 주로 일어나요. 불쾌한 성적 언행 등이 해당돼요.

성폭력은 몸의 권리와 동의를 중시하지 않고 상대방의 인권을 침해하는 행위예요. 이 세상에 폭력을 당해도 되는 사람은 없어요. 성폭력을 없애기 위해서는 사회 전체가 힘을 모아 해결 방법을 생각해야 해요.

애인의 폭행, '데이트 폭력'

몸을 때리고, 물건을 던지고, 스마트폰을 멋대로 확인하고, 만나도 되는 친구나 외출 시간을 대신 결정하고, 구속하고, 피임에 협조하지 않고, "헤어지면 죽을 거야."라고 협박하는 등 다양해요. 폭력을 저지른 뒤에 다정하게 사과하는 행동이 반복되면서 좀처럼 헤어지지 못하는 경우도 있어요.

성적인 목적을 감추고 상냥하게 접근하는 '그루밍'

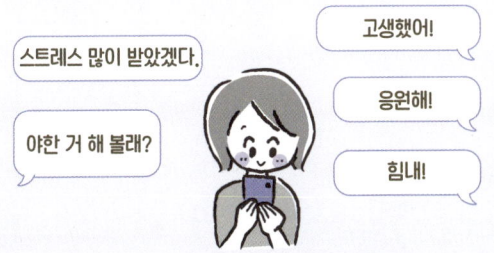

그루밍은 '길들이다'라는 의미예요. 성적인 행위를 하고 싶지만 처음에는 속내를 숨기고, SNS에서 친절하게 접근해요. 점점 마음을 터놓는 신뢰 관계가 쌓이면 성적인 행위에 대한 말을 꺼내요. 연애 감정과 신뢰하는 마음이 싹터서 성폭력이라는 사실을 눈치채지 못하는 경우도 있어요.

'성적 자기 결정권'이란 무엇일까요?

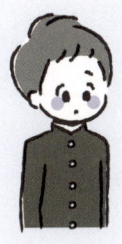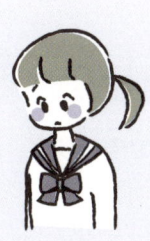

==성적 자기 결정권==이란 성과 관련된 행복 추구권으로 스스로 내린 성적 결정에 따라 자기 책임 하에 상대방을 선택하고 성관계를 가지는 권리를 말해요. 미성년자는 성인을 상대로 성적 자기 결정권을 행사할 때 취약할 수 있어요. 따라서 아동과 청소년을 확실하게 보호하기 위한 법적인 보호망이 필요해요.

성폭력의 위험을 느꼈어요

몸에 누군가의 손이 닿고 '뭔가 이상하다'라는 느낌이 들거나 프라이빗 존을 만지려는 등 성폭력의 위험을 느낄 때 이렇게 행동하세요.

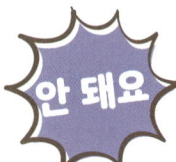 **"싫어요!"라고 외쳐요**

"그만두세요!", "싫어요!", "안 돼요!"라고 외치거나 "꺄악!" 하고 소리를 질러서 온몸으로 거부하는 뜻을 보여요.

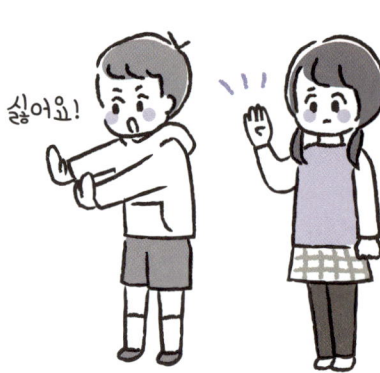

도움을 청하는 손짓을 해요.

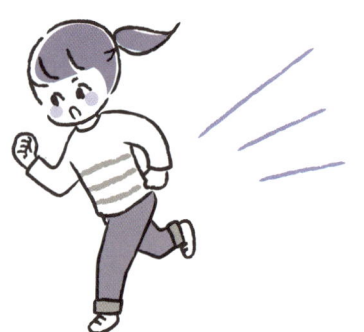

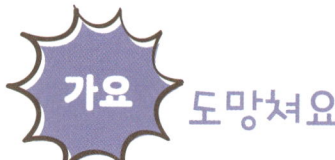 **도망쳐요**

그 자리에서 도망치거나 멀어져서 거리를 두세요.

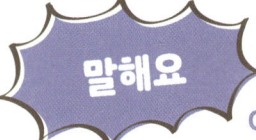 **어른에게 도움을 요청해요**

가족, 선생님, 친구의 부모님 등 안심하고 말할 수 있는 어른에게 이야기해요. "비밀 지켜야 해.", "엄마가 알면 슬퍼할걸.", "말하면 복수할 거야."라는 등 입막음을 당해도 나쁜 사람이 멋대로 정한 비밀이니 지키지 않아도 돼요.

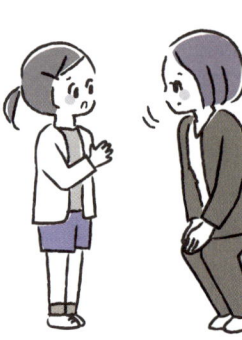

"싫어요."라고 말하지 못해도, 도망가지 못해도 여러분의 잘못은 없어요

행동으로 옮기지 못해도 결코 잘못이 아니에요. 위험과 맞닥뜨렸을 때 목소리가 나오지 않거나 몸이 굳어서 움직이지 못할 수 있어요. 기억을 잃거나 마음과 몸이 분리되는 감각을 느끼는 해리 현상이 일어나는 경우도 있지요. 아무것도 하지 못해도 여러분에게는 잘못이 없어요. 가해자의 잘못이고 우리 사회는 가해자를 없애려는 노력을 계속해야 해요.

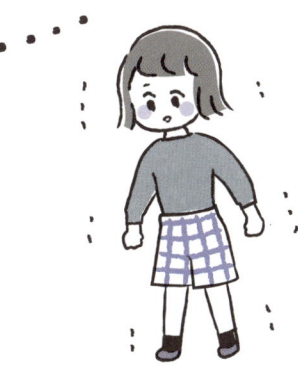

친구가 성폭력 위기에 처했어요

보고도 못 본 척하는 방관자가 되지 않으려면 "무슨 일이야?", "나랑 같이 가자."라고 말을 걸거나 어른을 부를 수 있어요. 또 어른에게 말할 때 옆에 있어 줄 수도 있지요. 하지만 아무런 도움을 주지 못했다고 하더라도 잘못된 행동은 아니에요. 가해자가 어른이거나 불안을 느꼈을 때는 즉시 도와줄 수 있는 다른 어른을 부르세요.

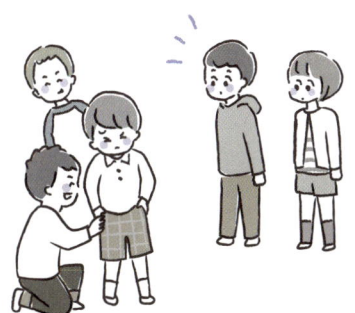

'2차 가해' 문제가 있어요

"왜 도망가지 않았어?", "왜 빨리 상담하지 않았어?", "더 심한 일을 겪은 사람도 있어. 이 정도로 끝나서 다행이다.", "빨리 잊어버리는 게 좋아."라는 말이나 충고는 피해자를 더욱 상처 입히는 2차 가해로 이어져요. 만약 누군가 나쁜 일을 당했다고 고백하면 진지하게 이야기를 들어요. "말해 줘서 고마워."라고 마음을 전하거나 함께 할 수 있는 일을 생각하면 힘을 보탤 수 있을 거예요.

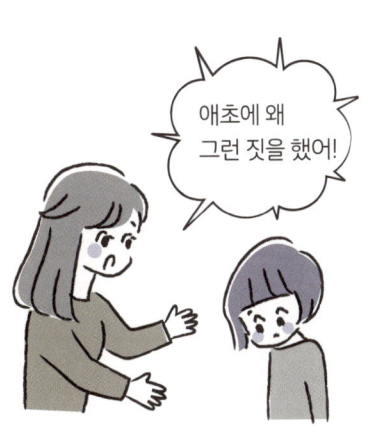

상담 창구를 소개합니다

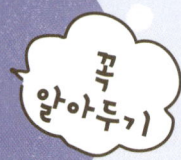

힘든 일이나 고민이 있을 때 무료로 몇 번이든 상담받을 수 있어요.
말하다가 괴로워지면 도중에 그만둬도 괜찮아요.

● 성폭력 및 괴롭힘과 학대

여성긴급전화	1366 (지역 센터와 직접 상담은 지역번호 + 1366) www.women1366.kr	365일 24시간 운영해요. 가정 폭력, 성폭력, 성매매, 데이트 폭력, 디지털 성폭력, 스토킹 등의 피해에 관한 상담을 해요.
해바라기센터	02-3672-0365 02-3274-1375(아동) www.help0365.or.kr	365일 24시간 운영해요. 성폭력, 가정 폭력, 성매매 등의 피해에 관한 상담을 해요.
학교폭력신고센터	국번 없이 117 문자: #0117 (요금 무료) www.safe182.go.kr	365일 24시간 운영해요. 성범죄, 학교 폭력, 가정 폭력 및 학대, 청소년 유해 환경 등에 관한 신고와 상담을 할 수 있어요.
한국성폭력상담소	02-338-5801 www.sisters.or.kr	성폭력 피해에 관한 상담을 해요.
한국사이버성폭력 대응센터	02-817-7959 www.cyber-lion.com	사이버 공간 내 성폭력 문제에 관한 상담을 해요.

● 임신과 출산

1549임신상담 출산지원센터	02-2655-1549 www.1549prc.com	준비되지 않은 임신으로 어려움을 겪는 산모와 가족을 위해 상담으로 도움을 줘요.
가족상담전화	1644-6621 www.mogef.go.kr	예상하지 못한 임신으로 인한 갈등, 양육비, 한부모 가족 상담 등을 지원해요.

● 성교육 · 성 상담

시립 아하! 청소년성문화센터	02-2677-9220 www.ahacenter.kr	청소년 성 심리와 성 행동, 성 문제 관련 상담을 해요. 성 관련 양육자와 자녀 상담도 진행해요.

이외에도 다양한 상담 센터가 있어요.

고민하면서 어른이 돼요

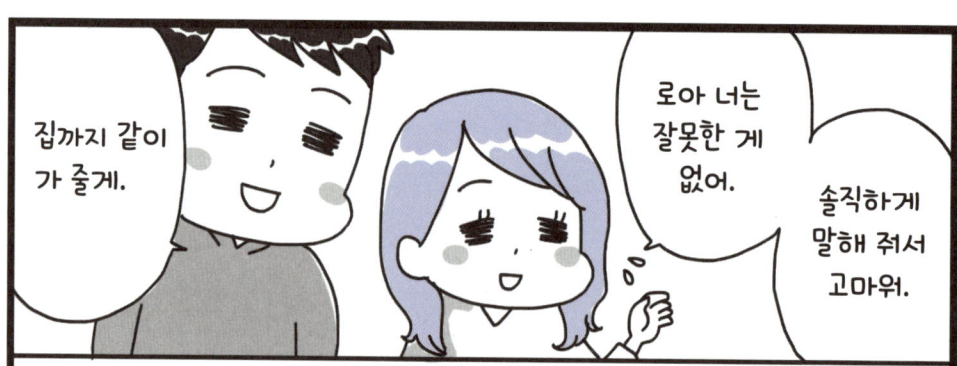

집까지 같이 가 줄게.

로아 너는 잘못한 게 없어.

솔직하게 말해 줘서 고마워.

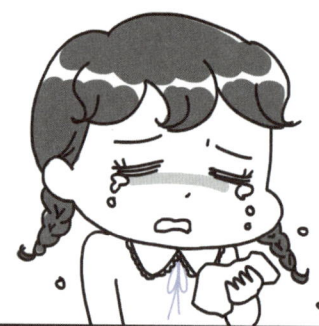

엄마와 아빠는 울고 있는 로아를 달래고 이야기를 차분히 들어줬어.

그리고 화를 내거나 혼내지 않고 집까지 바래다줬지.

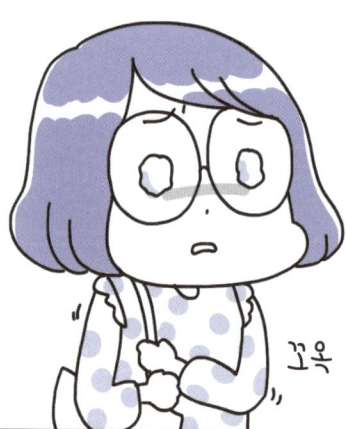

어른들은 힘들 때 내 편에서 이야기를 들어주시는구나.

걱정 끼치지 말아야겠지만, 필요할 때는 상담해도 되는 거였어.

꼬옥

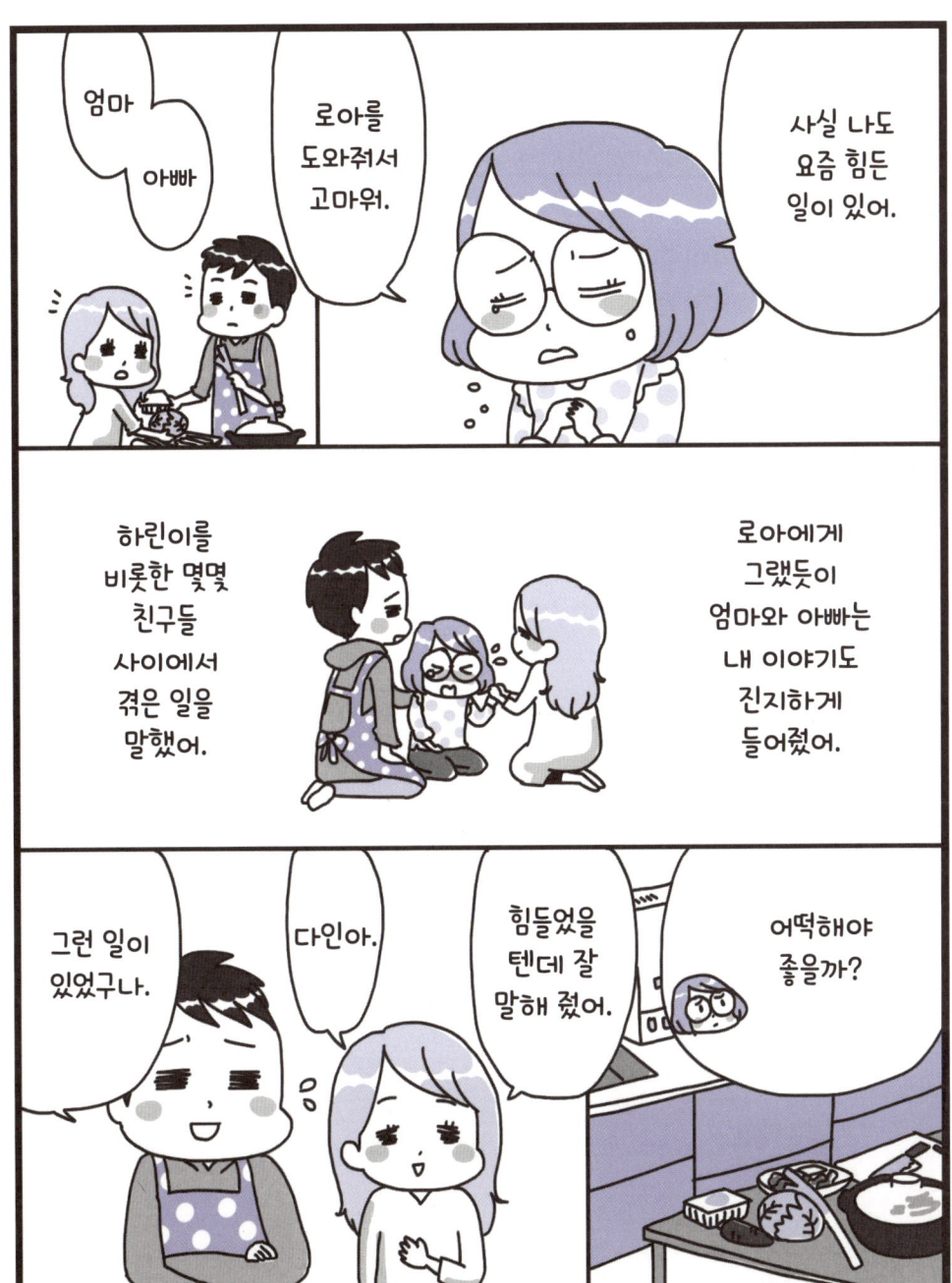

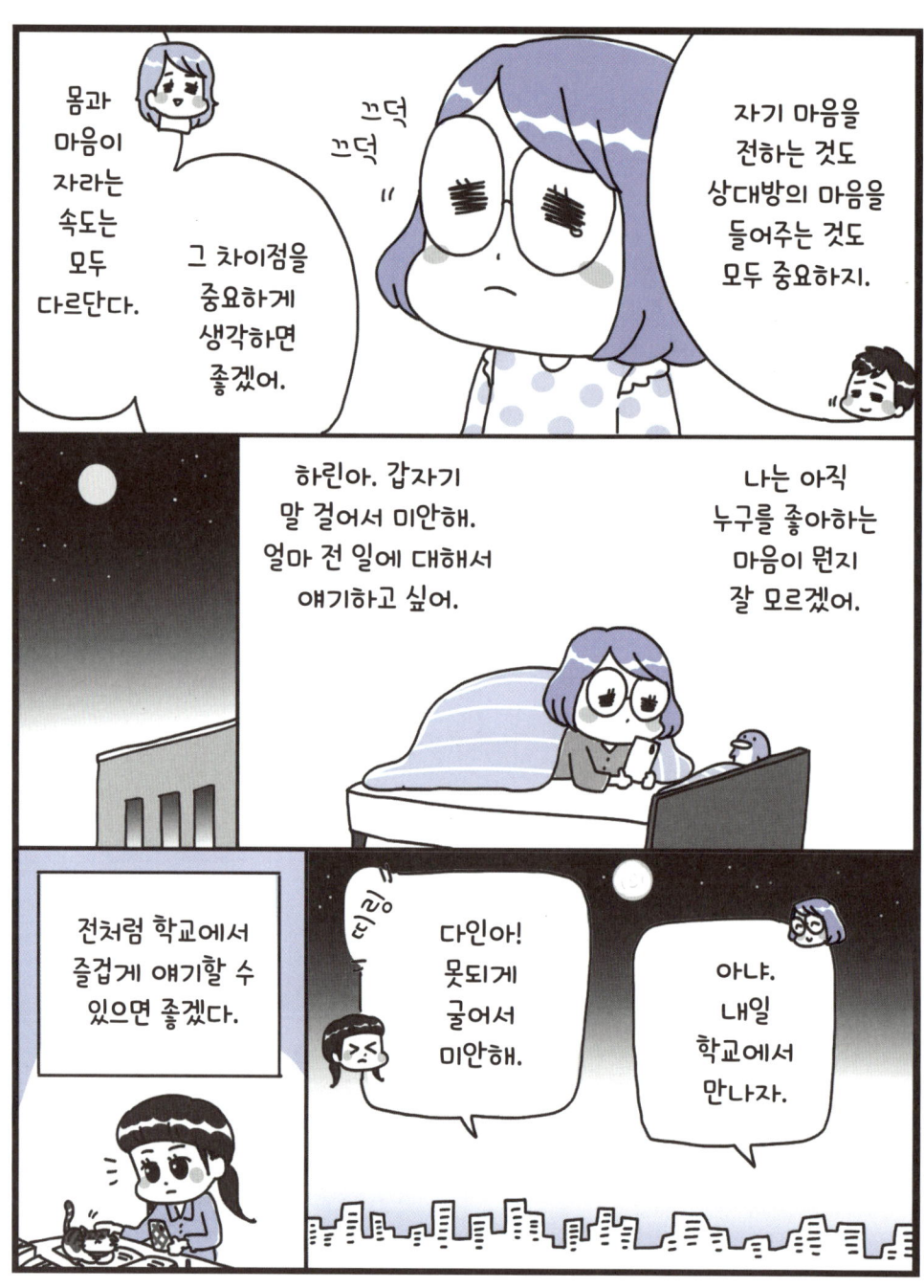

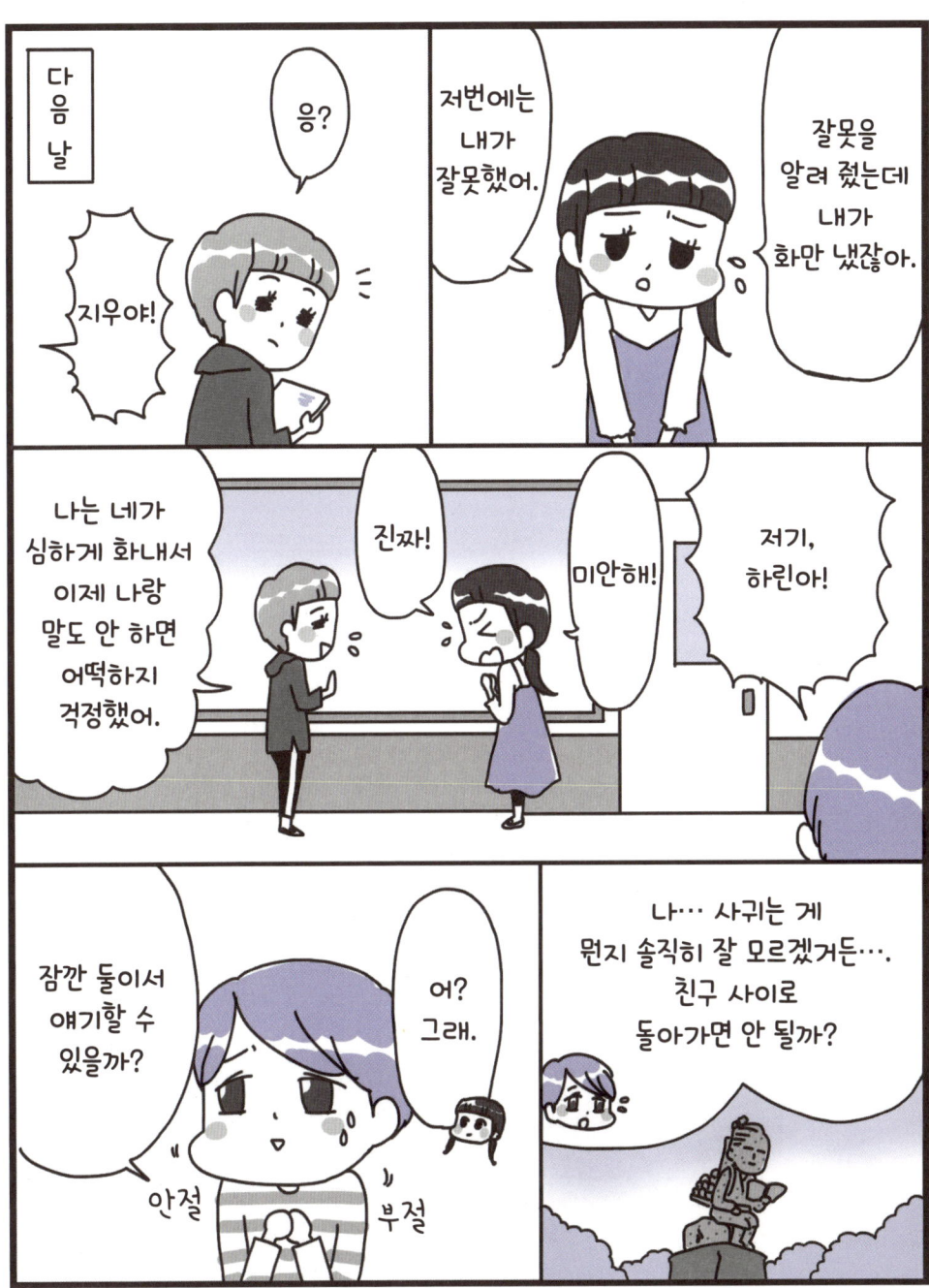

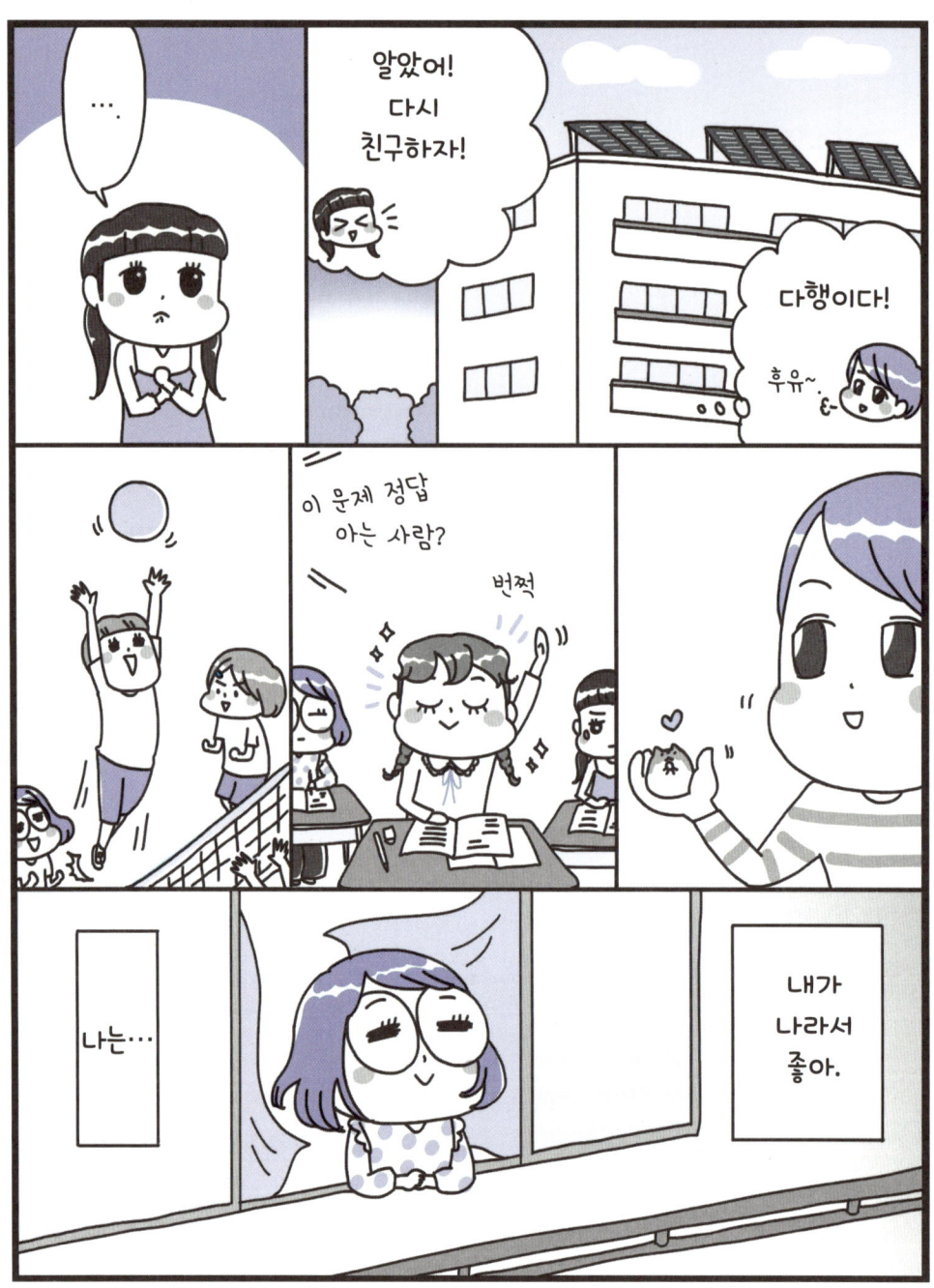

> 엔미 선생님이
> 전하는 말

마치며

마지막으로 '단 한 번뿐'이라는 말을 전하고 싶어요. 인생은 단 한 번, 사춘기도 단 한 번이에요. 단 한 번의 삶이니 행복한 일이나 즐거운 일이 많으면 좋겠지만, 실패할 때도 있고 괴로운 날도 많아요. 삶이 버겁다고 느끼게 될 수도 있어요. 하지만 매일 새로운 하루가 찾아오기 때문에 언제든지 잘못을 고치고 새롭게 시작할 수 있답니다.

성은 건강하고 행복하게 살아가기 위해 평생 뗄 수 없는 문제예요. 성에 대한 마음이나 가치관은 나이와 경험에 따라서도 달라져요. 지금은 여러분에게 먼 이야기처럼 들려도 내년이 되면 궁금해질지도 몰라요.

이 책을 부적처럼 곁에 두고 신경 쓰이는 일이나 힘든 일이 생겼을 때, 사귀는 사람이 생겼을 때 몇 번씩 다시 읽어 준다면 기쁠 거예요. 그리고 성과 몸에 대해서도 안심하고 이야기를 나눌 수 있는 사람이 주변에 많길 바라요. 그러기 위해서는 어린이뿐 아니라 어른도 새롭게 공부하고, 성의 문제를 개인의 책임으로 여기지 말고 사회 전체로 범위를 넓힐 필요가 있어요.

여러분은 세상에 단 한 명밖에 없고 무엇과도 바꿀 수 없으며 보호받아야 할 존재예요. 그리고 세상의 다른 모든 사람도 마찬가지로 무엇과도 바꿀 수 없는 소중한 존재이지요. 서로의 다름을 인정하고, 나답게 행복한 인생을 살 권리를 소중히 여겨 주세요.

여러분의 단 한 번의 인생, 멀리서 응원할게요!

위풍당당 어린이 실전 교양 04
내 몸과 마음을 지키는 성교육 수업 십 대 소녀들을 위한 생리와 성 이야기
초판1쇄 발행 2023년 4월 28일
글 엠미 사키코 | **그림** 아베 나오미·이카리 유코 | **옮김** 허영은 | **감수** 정선화
단행본1팀 정윤경 | **디자인** 함은미 | **제작** 박천복 김태근 고형서 | **마케팅** 윤병일 유현우 송시은 | **홍보디자인** 최진주
펴낸이 김경택 | **펴낸곳** (주)그레이트북스 | **등록** 2003년 9월 19일 제313-2003-000311호
주소 서울시 구로구 디지털로31길 20 에이스테크노타워5차 12층
대표번호 02-6711-8673 | **홈페이지** www.greatbooks.co.kr
ISBN 978-89-271-0771-2 74330
978-89-271-0586-2 (세트)

WATASHI NO KOKORO TO KARADA O MAMORU HON
MANGA DE WAKARU! SEI TO KARADA NO TAISETSU NA KOTO
© Sakiko Emmi, Naomi Abe, Yuko Ikari 2022
First published in Japan in 2022 by KADOKAWA CORPORATION, Tokyo.
Korean translation rights arranged with KADOKAWA CORPORATION, Tokyo through AMO AGENCY.

이 책의 한국어판 저작권은 AMO에이전시를 통해 저작권자와 독점 계약한 그레이트북스에 있습니다.
저작권법에 의해 한국 내에서 보호를 받는 저작물이므로 무단 전재와 무단 복제를 금합니다.

KC마크는 이 제품이 공통안전기준에 적합하였음을 의미합니다.
제조국: 한국 | **사용연령**: 8세 이상
⚠ 책장에 손이 베이거나 책 모서리에 다치지 않게 주의하세요.